THOMAS ROGALL

Starke Körpermitte
Schritt für Schritt

Stabilität, Beweglichkeit und Balance ganz einfach beim Gehen trainieren

Das Übungs 1x1 **für einen aktiven Bauch**

herbig

Inhaltsverzeichnis

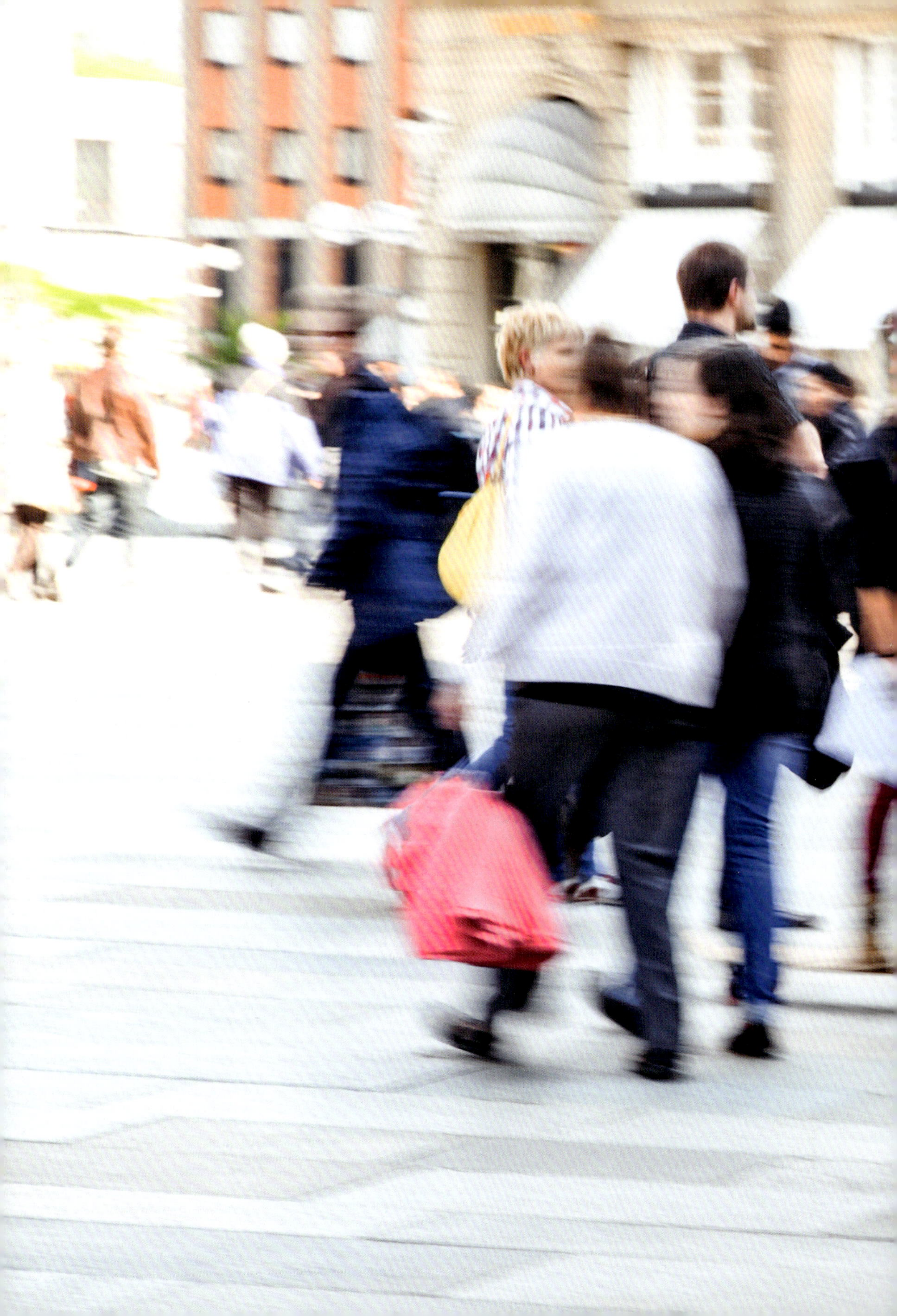

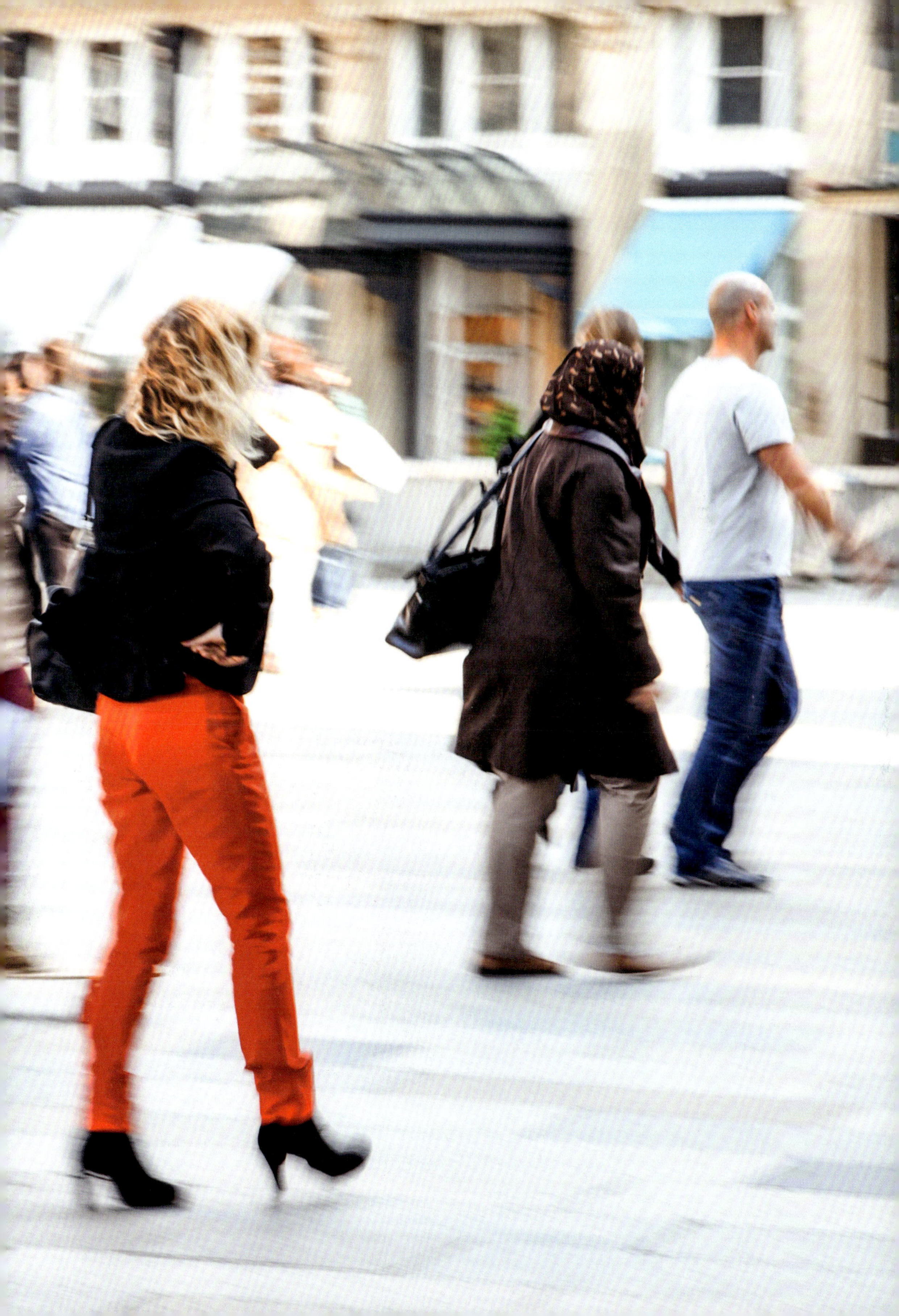

Schritt für Schritt

Unsere Körpermitte bildet mit ihren mächtigen Knochen und Muskeln das Kraftzentrum unseres Körpers. Aber oft ist unser Bauch nach vorne gewölbt und vor allem beim Gehen ohne jegliche Aktivität, er scheint unnötiger Ballast zu sein. Die Bewegung aus der Mitte, die Bewegung eines aktiven Bauches hingegen, sorgt für Bewegungsausdruck und Qualität des aufrechten Ganges jedes Menschen.

Mit diesem Buch werden Sie mit jedem Schritt zum Experten für die Bewegungen Ihrer Körpermitte. Sie können nach der Lektüre durch die Umsetzung der Übungen im Gehen leicht und ausdauernd Becken-, Bauch- und untere Rückenmuskulatur trainieren. Der Gewinn ist ein attraktiver und aktiver Bauch und ein neues Bauchgefühl. Dabei ist mein vorderstes Ziel weder die Optimierung Ihrer Leistungsfähigkeit noch die Erfüllung von Schönheitsidealen. Ich möchte Ihnen vermitteln, wie Sie über Selbstwahrnehmung Ihre Mitte schulen und aktiv in eine Veränderung kommen können. Durch das feine Erspüren der Bewegungsmöglichkeiten Ihres Beckens und ein kraft- und lustvolles Training der Muskeln Ihres Bauches erhalten Sie das Potenzial zur Gesunderhaltung der organischen Funktionen. Sie erkennen durch die anschließende Integration der Übungen in den Alltag seine wichtigen Aufgaben beim Gehen.

Mit dem Wissen um Ihre Anatomie ermächtigt Sie dieses Buch, Schritt für Schritt Ihre Mitte wahrzunehmen und – ausgehend von einem starken Inneren – nach außen sicher und stark aufzutreten.

Das Buch wird gespeist aus meiner langjährigen Erfahrung als Physiotherapeut und Gründer der Fuß-Schule München »Die Kunst des Gehens«: Für eine Körpermitte, die jenseits gesellschaftlicher und kultureller Normierung Ihren Bauch bei jedem Schritt aktiv werden lässt und auf den Sie stolz sein können!

Thomas Rogall

Auf dem Weg zu einer starken Mitte – die Grundlagen

Wie können wir zu einer stabilen Mitte gelangen? Welche Zusammenhänge sollten wir verstanden haben, um in die Umsetzung zu kommen? Ich möchte Ihnen einige Grundbegriffe über den Aufbau, die Funktionen und Zusammenhänge Ihres Körpers erläutern. Wir schauen auf die Körpermitte mit Ihrem Bauch als Zentrum.

Schwerkraft, Bodenreaktionskraft und Massenträgheit

Ihr Körper wird durch die Schwerkraft in Richtung Erdmittelpunkt nach unten gezogen. Die Bodenreaktionskraft beschreibt den Widerstand des Bodens. Er gibt Ihnen Halt, und Sie können sich gegen die Schwerkraft aufrichten, sich vom Boden abdrücken und die Massenträgheit sowie Ihren Schwung nutzen.

Doch die Begebenheit hat sich grundlegend geändert: Durch die Härtung der Böden in unserer Zivilisation erhöht sich deren Reaktionskraft. Und durch die gleichzeitig damit einhergehende Glättung der Böden sowie das andauernde Tragen von Schuhen scheint sich bei vielen Menschen die in der Evolution entwickelte Fähigkeit, samtweich wie ein Tier zu gehen, zu verlieren.

Ein einmal beschleunigter Körper möchte seine Bewegung beibehalten – das ist das Prinzip der Massenträgheit, was auch für den menschlichen Körper gilt. Ich verwende zum besseren Verständnis für dieses Phänomen aber gerne das Wort »Schwung«. Die Beibehaltung des Schwungs ist beim Gehen günstig, da der in Bewegung gebrachte Körper durch das Abbremsen des landenden Fußes möglichst wenig Energie verlieren sollte. Damit Sie beim Gehen keinen Schwung

Testen Sie sich selbst!

Verschließen Sie mit Ihren kleinen Fingern beide Ohren und gehen Sie los. Sie hören die Einschläge Ihrer Fersen auf dem Boden nahezu in Echtzeit an Ihrem Trommelfell. Die Lautstärke der Einschläge wird je nach Bodenbeschaffenheit, Schrittlänge und Geschwindigkeit variieren.

Schwung und Schwerkraft bringen den Körper nach vorne in die Bewegung.

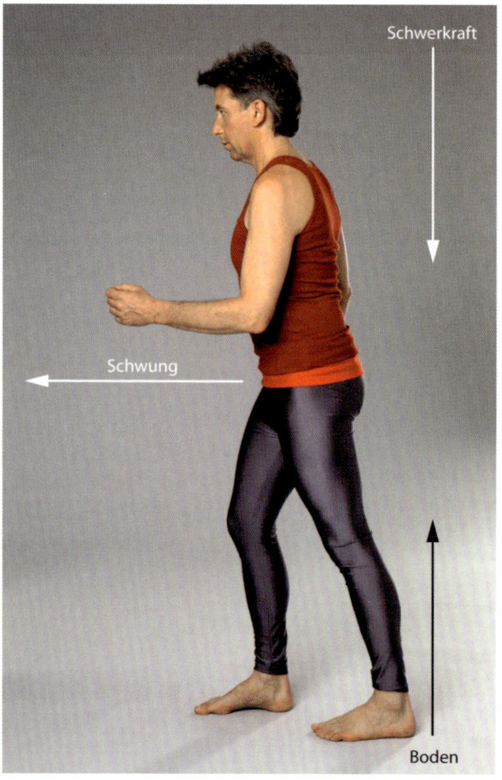

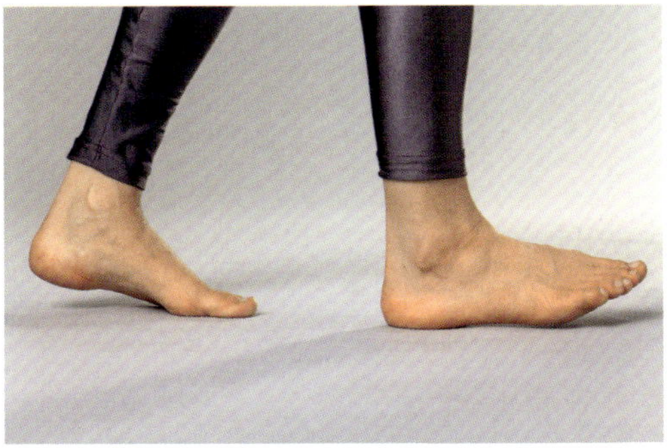

Der auf dem Boden landende Fuß löst eine vom Fuß zum Kopf laufende Stoßwelle in unserem Körper aus.

einbüßen, ist die zeitliche und räumliche Koordination Ihrer Körpermitte mit Bauch und Becken entscheidend. Es gilt außerdem: Je größer Ihre Schrittlänge, umso größer sind die einwirkenden Kräfte auf Ihren Körper.

Die drei Raumachsen, die im Körper wirken.

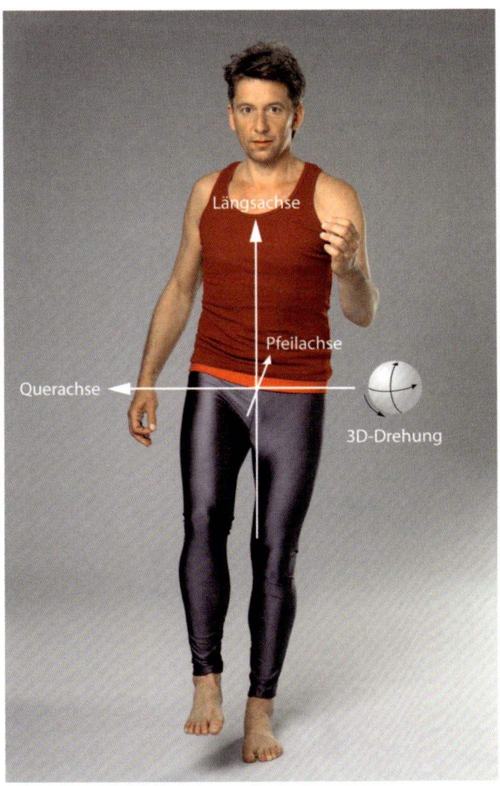

DIE DREI RAUMACHSEN DES KÖRPERS ERSPÜREN

Wir erleben mit unseren Sinnen den uns umgebenden Raum und den eigenen Körperraum dreidimensional. Für die genaue Beschreibung verwenden wir drei Raumachsen, die sogenannten Quer-, Längs- und Pfeilachsen. In Ihrem Körper können Sie sich in Ihren Gelenken um diese Achsen drehen. Dabei gibt es Gelenke, die vollständig, und Gelenke, die nur eingeschränkt um alle drei Raumachsen drehen können. Ihr Becken zum Beispiel kann sich um alle drei Raumachsen drehen, da es mit seiner Hüftgelenkspfanne auf dem kugeligen Ende des Oberschenkels balanciert.

Sie können sich Ihr Becken mit Ihrem Bauch deshalb auch als eine große Kugel vorstellen, um die das Becken mit seinen Bewegungen in der jeweiligen Raumachse drehen kann. Für die Übungen ab S. 83 wird Ihnen dieses Verständnis helfen, da ich die auszuführenden Bewegungen auch um einzelne Achsen beschreibe.

In Schwung kommen!

Jede Zelle unseres Körpers schwingt. Sie dehnt sich regelmäßig aus und zieht sich wieder zusammen. Die Skelettmuskelzellen schwingen dabei 8- bis 12-mal pro Sekunde und ermöglichen Ihnen dadurch nicht nur die sichtbare Bewegung Ihres Körpers – sie bewegen auch rhythmisch die Flüssigkeit im Inneren. Durch wenig ausgewogene Bewegung und verspannte Muskulatur kann es deshalb zu einer mangelnden Versorgung und vor allem zu einer mangelnden Entsorgung über das venöse und lymphatische System Ihres Körpers kommen. Kommen Sie in Bewegung, das entspricht den Bedürfnissen unseres Körpers!

1

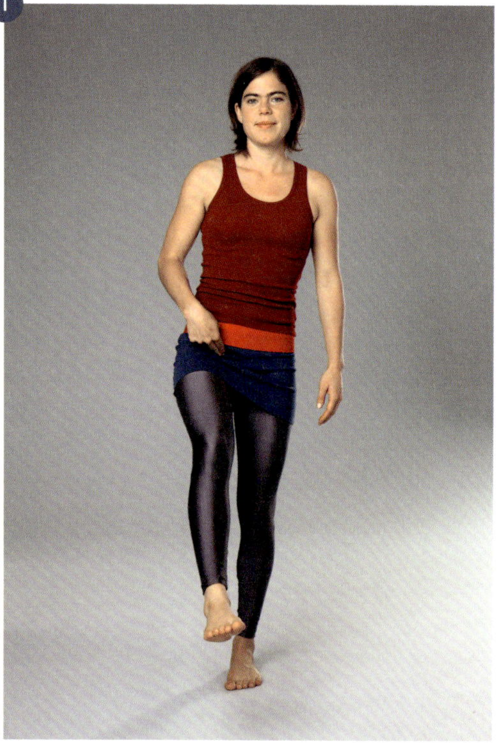

2

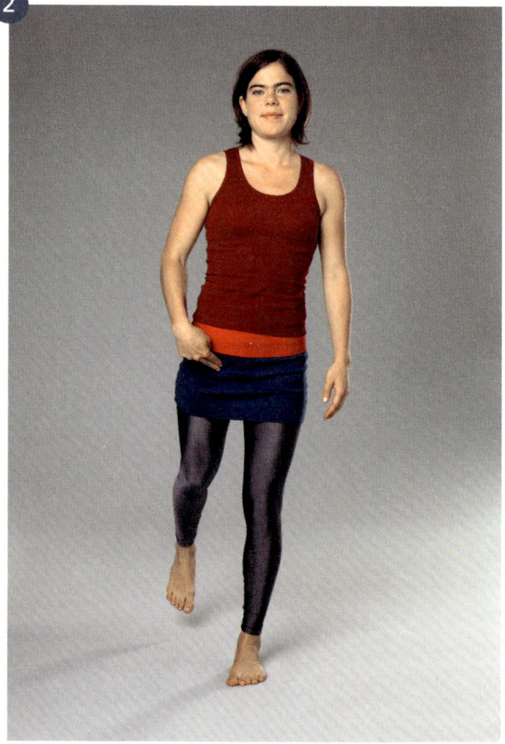

Stand- und Spielbein lassen sich gut unterscheiden.

STAND- UND SPIELBEIN WECHSELN SICH AB

Zur Begriffsklärung von Stand- und Spielbein stellen Sie sich als Test auf ein Bein. Schwingen Sie mit dem freien Bein von vorn nach hinten und wieder zurück. Das stehende Bein wird als Standbein, das schwingende Bein als Spiel- oder auch Schwungbein bezeichnet. Beim Gehen wechseln Stand- und Spielbein in schnellem Rhythmus. In den Bildern sehen Sie ein rechtes Schwung- oder Spielbein →1 und ein linkes Standbein →2. Die Finger des Fotomodells zeigen auf das Hüftgelenk, Dreh- und Angelpunkt unserer Körpermitte.

Sie bewegen jetzt Ihr Becken um alle drei Raumachsen auf dem kugeligen Ende des Oberschenkelknochens, der zusammen mit der Pfanne des Hüftbeines Ihr Hüftgelenk bildet. Um das Bein vom Boden anzuheben, erfolgt auch eine Bewegung des Beckens um die Pfeilachse – der am Becken laufende rote Gürtel steigt auf der rechten Spielbeinseite schräg nach oben, die Standbeinseite steht tiefer. Für den Schwung des Beines von vorne nach hinten entsteht eine Schaukelbewegung des Beckens um die Querachse. Sie können dies mit Ihren Händen im unteren Rücken wahrnehmen →1. Der untere Rücken ist beim Schwung des Beines nach vorne gestreckt und bei der Schwingung des Beines nach hinten hohl gewölbt. Die Schaukelbewegung von Becken und Bein bilden beim Gehen eine Einheit →2 (s. S. 15).

Gleichzeitig löst die Pendelbewegung Ihres Beines auch eine Drehbewegung des Beckens um die Längsachse aus. Stellen Sie sich noch einmal die drei Raumachsen vor. Diese Vorstellung kann Ihnen bei der Wahrnehmung der Körpermitte beim Gehen helfen.

1
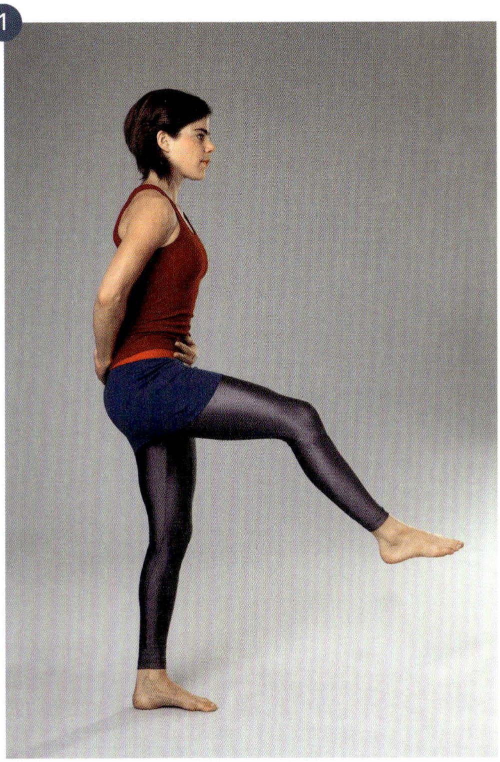

2
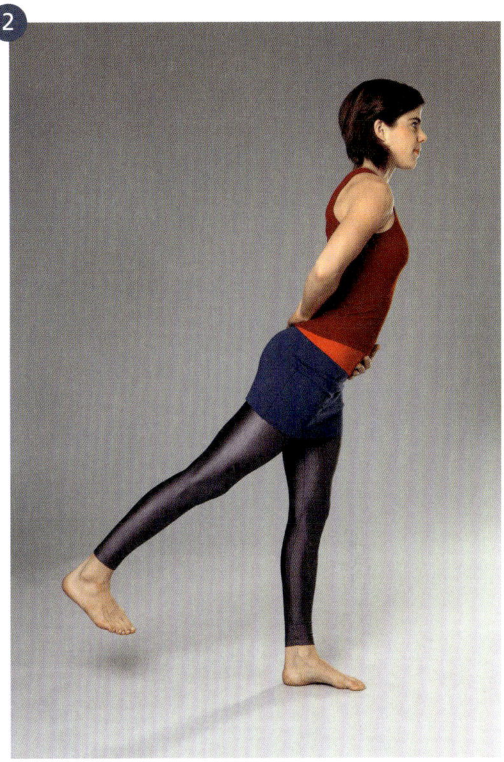

Durch die Pendelbewegung der Beine dreht das Becken mit.

DEN KÖRPER IN SCHWINGUNG BRINGEN

Unser Körper ist kein aus Metall oder Keramik gefertigtes Industrieprodukt, welches von einem Konstrukteur entwickelt und dann in seinen Einzelteilen verbunden wurde. Die Grundbestandteile unseres Körpers sind aus der Verschmelzung einer Ei- mit einer Samenzelle entstanden – da gab es viel Bewegung! In der Wachstumsphase als Embryo und auch später als Kind haben sich die Zellen in einer riesigen Anzahl vermehrt und durch räumliche Wandlungs-, Aus- und Umstülpungsprozesse, ähnlich dem Bau eines Papierschiffchens, organisiert und differenziert. Unsere Arme sind beispielsweise aus dem oberen Rumpf, unsere Beine aus der unteren Rumpfhälfte, aus Bauch und Becken, hervorgewachsen. Außerdem bestehen wir zu 70–80 Prozent aus Flüssigkeit, eine enorme Menge. Der große Flüssigkeitsanteil ist für die jeden Tag stattfindende Heilung unseres Körpers durch den Stoffwechsel (Stoffaustausch) wichtig. Der schnelle Fluss und damit der Transport von Nähr- und Abfallstoffen zwischen den Zellen spielen eine entscheidende Rolle. Unsere Angewohnheit, uns im Alltag oft zu wenig zu bewegen, lässt leider die Fließgeschwindigkeit sinken, da neben den unermüdlich arbeitenden Herzzellen und den glatten Muskelzellen der Blutgefäße für den Antrieb des Stoffwechsels vor allem Ihre Skelettmuskeln (Skelettmuskeln werden im alltäglichen Sprachgebrauch als Muskeln bezeichnet) verantwortlich sind. Ungefähr 40 Prozent Ihres Körpers bestehen aus ihnen.

Durch eine schlechte Stoffwechselrate werden längerfristig die Bestandteile Ihrer Gelenke geschädigt. Und die Körpermitte neigt bei einer ungünstigen Bewegungskoordination zu verstärk-

EXTRA:
DAS PRINZIP DER SPIRALE

Das Prinzip der Spirale ist das grundlegende Raumprinzip in unserem Universum. Wir leben in einem Spiralnebel, der Milchstraße, in dem sich unser Sonnensystem spiralig drehend bewegt. Auch die Erde dreht sich, und deshalb entsteht bei der Aufrichtung eines Körpers gegen den Erdmittelpunkt, wie bei jeder Pflanze, auch in unserem Körper die Information der spiraligen Verschraubung. Die Gene in unseren Zellkernen sind auf einer Doppelhelix, einer doppelten Schraubenspirale gespeichert, unser Blut fließt (wie jede andere Flüssigkeit auch) spiralförmig durch unser Blutgefäßsystem. Keiner unserer Muskeln ist wie ein herkömmliches Fitnessgerät konstruiert. Alle Muskelfasern sind entweder ein kleines bisschen oder auch sehr stark spiralig angeordnet. Selbst unsere langen Knochen sind um alle drei Raumachsen verdreht.

Denken Sie doch mal an Ihre Kindheit: Sicher haben auch Sie, auf der Schaukel sitzend, sich mit den Schaukelseilen so stark eingedreht, bis es nicht mehr weiterging. Sie hatten so viel Energie in den verschraubten Seilen gespeichert, dass sich die Schaukel auch in die andere Richtung drehte. Daraus folgte ganz viel Schwung!

Das Spiralprinzip lehrt uns, wie wir durch die Drehungen den einmal initiierten Schwung erhalten und gleichzeitig Balance finden können. Vor allem die entgegengesetzte sukzessive Verschraubung des Beckens und des Brustkorbs speichert die Schwungenergie für den nächsten Schritt, führt zu Festigkeit und Elastizität im gleichen Moment. Alle Ihre Körperteile können sich verbinden und zentrieren. Ihr Fuß und Ihr ganzer Körper werden gleichzeitig beweglich und stabil. Sie können Ihre Ziele mit weniger Energieaufwand als bisher erreichen und ein besseres Gleichgewicht in Ihrem Leben finden.

Um sich gut verschrauben zu können, benötigen Sie (Rück-)Halt und Vertrauen in den immerwährenden Wandel Ihrer Bewegung. Balance und Schwung werden Sie leichter aufrichten und wachsen lassen, und im besten Falle werden Sie ein Ziel für Ihr Wirken vor Augen haben und geradewegs darauf zugehen. Durch die Verschraubung Ihres Rumpfes werden zudem alle Ihre inneren Organe massiert. Das erhält Sie gesund, und Ihr Zwerchfell, Ihr wichtigster Muskel, wird ebenfalls aktiviert und entspannt sich.

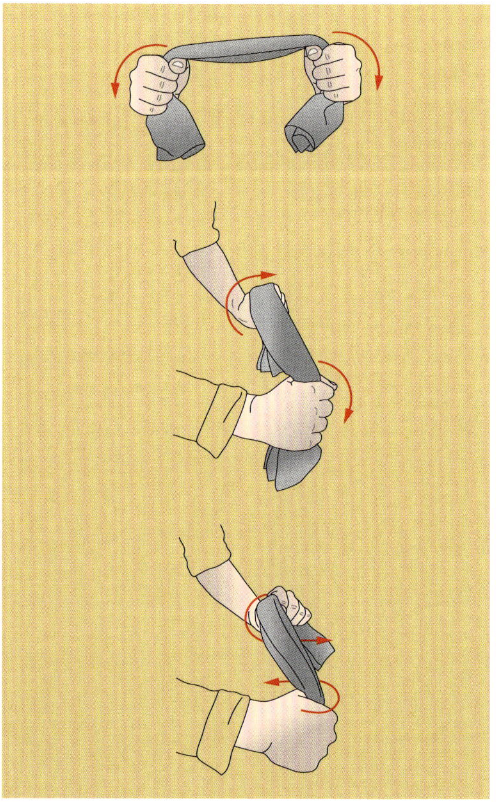

Die spiralige Verschraubung lässt sich leicht an einem schmal zusammengefalteten und dann gedrehten Handtuch begreifen.

Wie läuft nun die spiralige Bewegung beim Gehen ab? Als Erstes berührt der Fuß mit der Ferse den Boden, es folgt der Außenrand und zum Schluss der Großzehenballen. Wenn Ihre Ferse im Moment der vollen Belastung stabil steht, entspricht der Verlauf der Bewegung über Ihren Fuß einer spiraligen Verschraubung. Die Verschraubung setzt sich in Ihrem Körper nach oben fort. Ihr Unterschenkel verschraubt sich besonders in der Phase gegen den Oberschenkel, in der das Schwungbein in der Luft ist. Das Hüftbein dreht nach vorn oben innen im Sinne des Verlaufs einer Wendeltreppe ein paar Stufen nach oben. Auf der landenden Seite dreht Ihr Hüftbein auf dem Hüftgelenk entgegengesetzt zum Oberschenkel nach hinten unten außen. Bei jedem Schritt verwindet sich Ihr Rumpf sukzessive, Ihr Becken gegen jeden einzelnen Brustwirbel mit seinen Rippen. Daraus resultiert der menschliche Kreuzgang, der sich am deutlichsten in Ihrem Armpendel zeigt.
Im Idealfall wird der Schwung des Rumpfes durch die spiralige Verschraubung in jedem Moment Ihres Schrittes sehr gleichmäßig auf Ihren Füßen verteilt. Ihre Füße können geradeaus zeigen, und die ganze Länge Ihres Fußes kann als Hebel beim Abbremsen und Beschleunigen dienen.

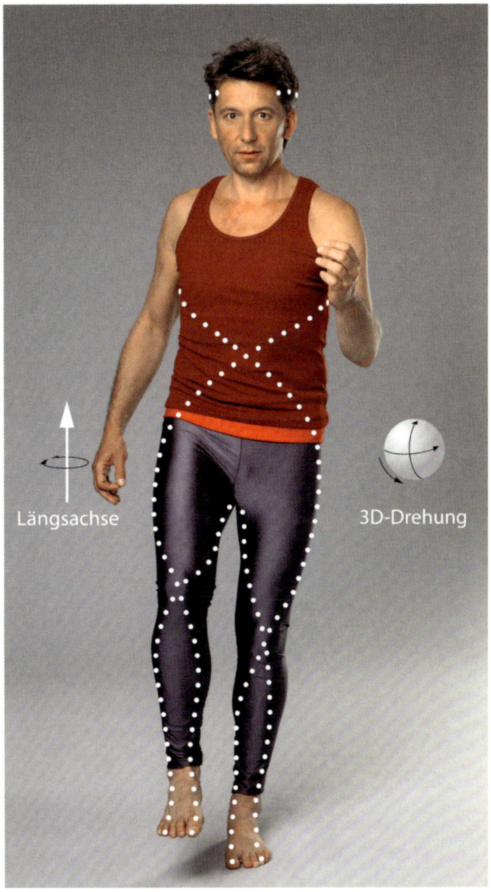

Die Verschraubung des Rumpfes zwischen Becken und Brustkorb zeigt sich besonders im Kreuzgang von Armen und Beinen.

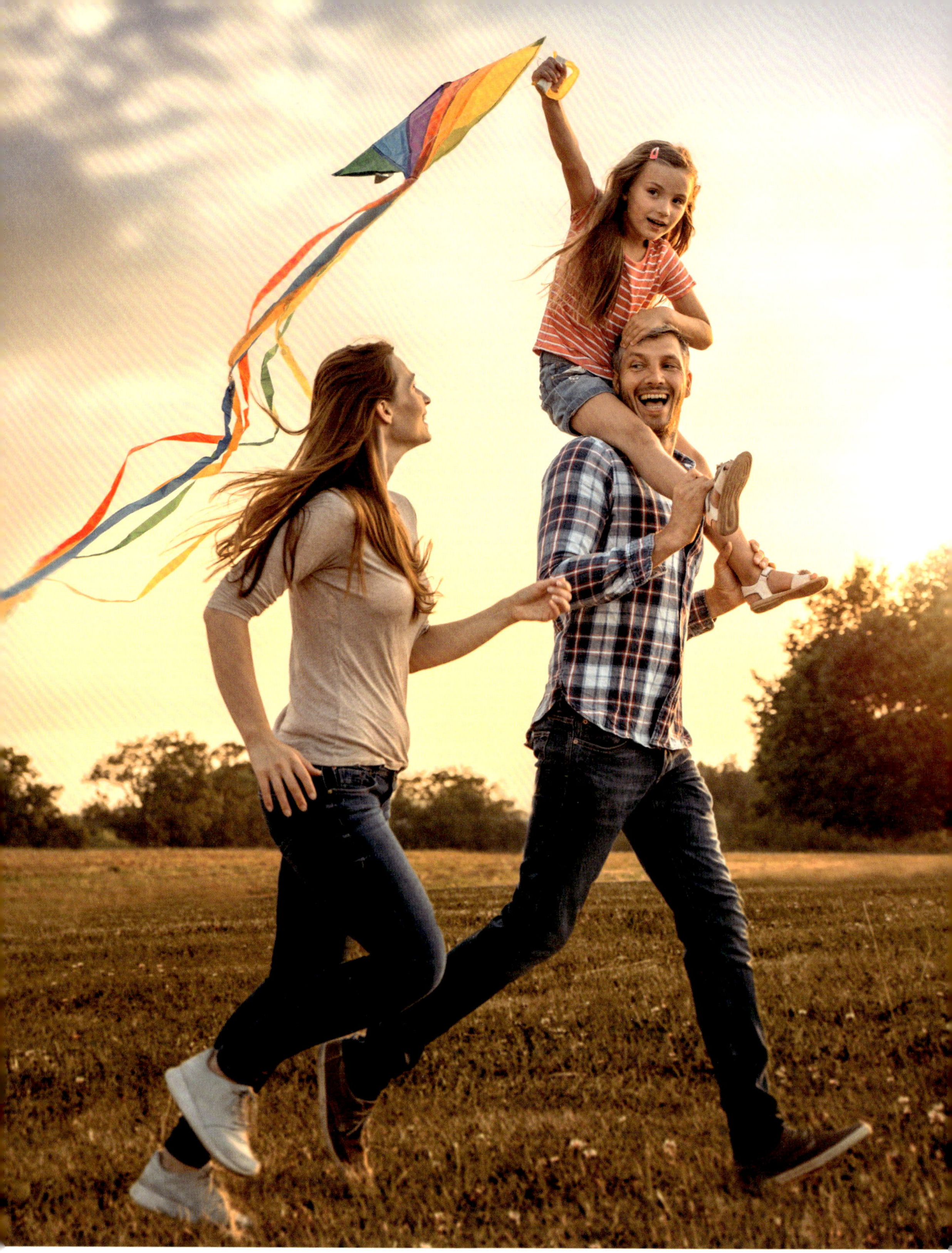

Eine gute Körperspannung und eine starke Mitte lassen uns beschwingt und leicht laufen.

ter Fettzellenproduktion im Bereich von Po und Bauch. Wenn der Bauch oder der Po durch eine ungünstige Körperhaltung ohne Spannung und Bewegung mit der Schwerkraft nach unten hängt, gibt es für den Stoffwechsel Ihres Körpers keinen Grund, das Fettgewebe dort abzubauen. Fett, als Vorrat für schlechte Zeiten, wird sinnvollerweise dort deponiert, wo es in Ruhe für Notzeiten lagern kann. Ohne die sinnvolle Bewegung in diesen Bereichen ist ein Abbau von Fett allein durch eine Ernährungsumstellung schwierig oder zumindest nur die halbe Miete. Und von Notzeiten kann man in unseren Gefilden auch nicht mehr reden.

DIE WANDLUNG VON DRUCK UND ZUG

Die Wandlung von Druck in Zug und von Zug in Druck ist eines der zentralen Prinzipien, Kräfte in unserem Körper zu lenken und zu erhalten, vor allem bei der biomechanisch größten alltäglichen Belastung, dem Gehen. Die Wandlung und die dadurch im elastischen Gewebe unseres Körpers entstehende Schwingung zeigt uns folgendes Beispiel: Wenn wir einen luftgefüllten Gummiball mit elastischer Oberfläche auf den Boden werfen, wird er von dort gegen die Schwerkraftrichtung wieder hochspringen. Wie kann das geschehen, welche Kräfte wirken? Durch die Festigkeit des Bodens verformt sich die Oberfläche des Balls beim Auftreffen auf dem Boden, und durch die Verformung des Balls entsteht ein Zug in der elastischen Oberfläche. Ist der Zug groß genug, wird er in Abdruckenergie nach oben umgewandelt. Im Ball entsteht dabei eine Schwingung, jedoch erreicht die Sprunghöhe je nach Elastizität der Oberfläche nie wieder das gleiche Niveau des Ausgangspunktes. Der Ball springt bei jedem Kontakt mit dem Boden etwas weniger hoch, da bei der Umwandlung ein Energieverlust entsteht. Er muss aber – bei einem hohen Wirkungsgrad, den die Evolution immer anstrebt – nur mit minimalem Kraftaufwand auf dem Ausgangsniveau gehalten werden. Denken wir jetzt an die Schwingungen in unserem Körper, zeigt sich: Wer dieses Prinzip

Experiment mit einem Ball

Schauen wir uns die Verformungen des Balls bei diesem Experiment an: Die Oberfläche des luftgefüllten Gummiballs verformt sich beim Auftreffen auf dem Boden. Der Ball prallt vom Boden ab und springt hoch, entgegen der Schwerkraft. Die Energie beim Auftreffen wird umgewandelt in Abdruckenergie, die den Ball wieder nach oben springen lässt. So bleibt die Energie erhalten, wenn sie auch mit jedem Aufprall abnimmt.

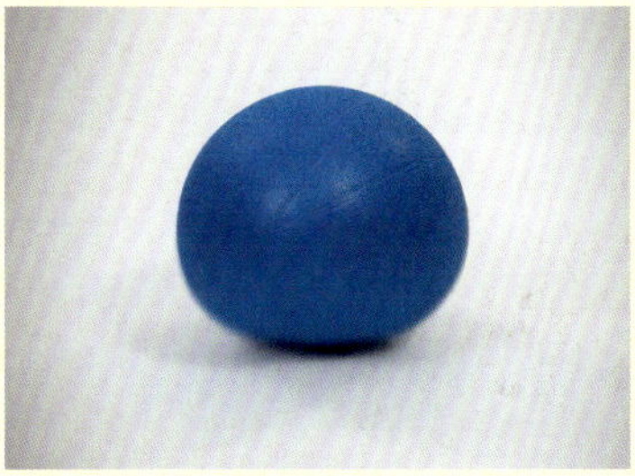

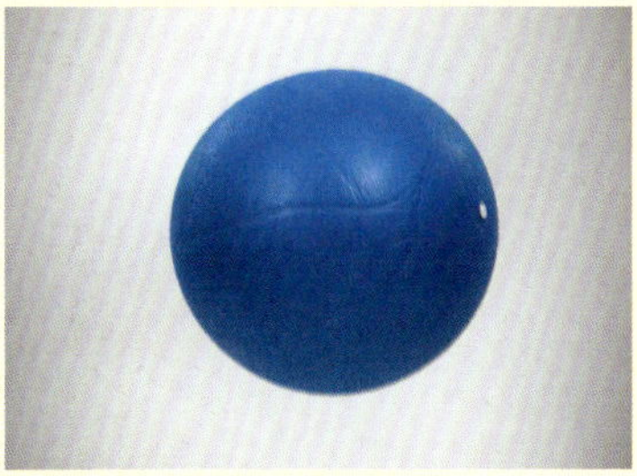

durch eine geschickte Bewegungskoordination in seinem Körper anwendet, kann sich mit weniger Energie und Kraftaufwand lange bewegen und zum Beispiel weit gehen. Die Entwicklung von Kraft durch Ihre Muskulatur in der Bewegung ist also nicht nur von der Größe und Dicke Ihrer Muskeln abhängig, sondern vor allem vom geschickten Einsatz. Und dieser geschickte Einsatz geht von Ihrer Körpermitte aus, die zudem mit den kräftigsten Muskeln Ihres Körpers ausgestattet ist. Bewegt sich Ihr Bauch, Ihre Körpermitte, wenig und ungünstig und ist nur unnötiger Ballast, werden Ihre Beinmuskeln die Arbeit übernehmen müssen. Sie sind dann oft überfordert und neigen deshalb zu Krämpfen. Dann bereitet Ihnen das Gehen große Mühe und macht keinen Spaß. Sehr anschaulich wird diese Tatsache, wenn Sie die Körperform von Menschen, die weit und ausdauernd laufen können, mit der Körperform von Menschen, die einen sehr großen Muskelumfang aufgrund von Krafttraining besitzen, vergleichen. Körper passen sich der jeweiligen Belastung an.

Das System der Tensegrität wandelt den Druck der einwirkenden Schwerkraft in Zugspannung um.

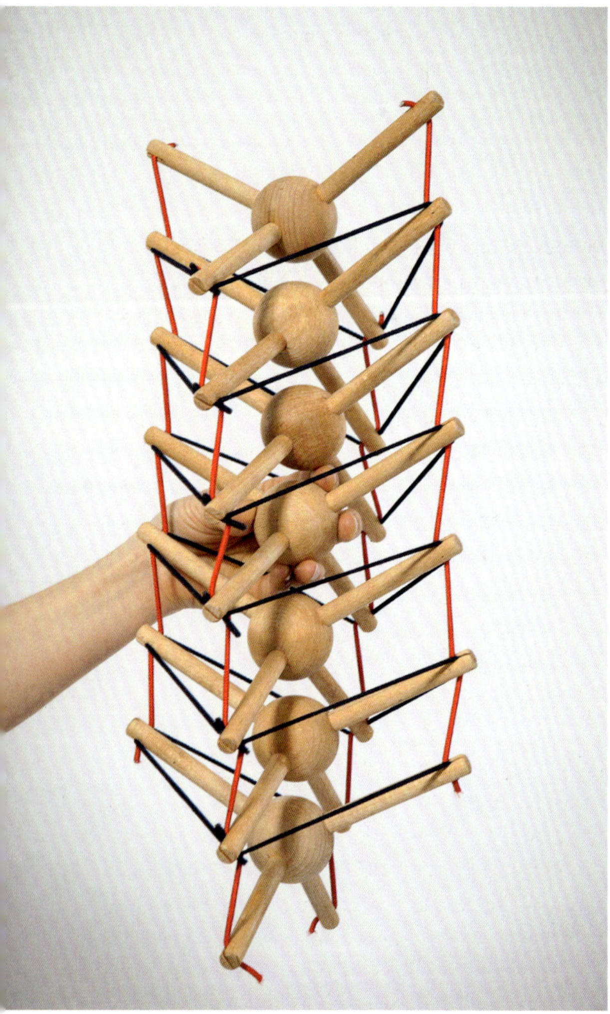

RÄUMLICHE ORGANISATION IM GEWEBE

Damit sich unsere Extremitäten und unser Körper im dreidimensionalen Raum bewegen können, hat sich ein aus vielen Knochen, Gelenken, Muskeln und Bindegewebszügen bestehendes Bewegungssystem entwickelt. Wie aber interagiert dieses System mit den auf uns und in uns wirkenden physikalischen Kräften, vor allem den enorm hohen auftretenden Brems- und Beschleunigungskräften beim Gehen? Schließlich bedeutet gehen, Schritt für Schritt, zuerst den einen Fuß bei der Landung auf dem Boden auf null Stundenkilometer abzubremsen und – bei einer Gehgeschwindigkeit von drei Stundenkilometern – nach circa 0,8 Sekunden wieder zu beschleunigen. Dazu liefert uns die Biomechanik aufschlussreiche Ideen.

DIE TENSEGRITÄT

In flüssigkeitsgefüllten Körpern, die zum größten Teil aus Weichteilen wie Muskulatur und Bindegewebe bestehen, gelten die seit dem 17. Jahrhundert angenommenen und noch immer gelehrten biomechanischen Gesetze nur eingeschränkt. Weder die Aufrichtung des Menschen noch die Bewegungsabläufe beim Gehen sind zufriedenstellend erklärt. Anstatt unseren Körper mit einem aus festen Bestandteilen zusammengesetzten Turm oder einem Kran zu vergleichen, beruht der Zusammenhalt unseres Körpers nicht auf dem Aufeinandersetzen der Knochen unter Druck, sondern aus dem Gleichgewicht der Zugspannungskräfte von Muskulatur und Bindegewebe zwischen den Knochen – der Tensegrität. Unser Skelett ist eben genau kein stabiler Rahmen, an dem die Muskeln aufgehängt sind. Deshalb möchte ich Sie, auch für das spätere Üben des Gehens, das sich mit Rhythmus, Schwingung und der Suche nach der Leichtigkeit und damit einem hohen Wirkungsgrad beschäftigt, mit dem Begriff der Tensegrität vertraut machen. Er setzt sich aus den englischen Wörtern »tens« (Zugspannung) und »integrity« (Ganzheit, Einheit) zusammen.

Unser Körper ist folglich ein unter Zugspannung stehendes, dreidimensionales Netzwerk, in dem die druckstabilen Knochen in den Gelenken unter Zug der Weichteile gehalten werden. Die gelenkbildenden Knochen stehen nicht mit Druck aufeinander. Sie werden bei guter Körperkoordination, gutem Stoffwechsel und Gewebezustand der Muskulatur und des Bindegewebes unter Zug gehalten. Deshalb kann jede Verletzung der Weichteile durch Narbenbildung, wie sie z. B. bei Operationen erfolgt, in der Nachfolge über längere Zeiträume durch mangelnde Zugspannung auch eine Schädigung der Gelenke verursachen. Aus diesem Grund plädiere ich je nach Möglichkeit immer dafür, es zunächst mit einer konservativen Behandlung zu versuchen, bevor man sich für einen operativen Eingriff entscheidet.

BINDEGEWEBE UND MUSKULATUR

Die Zugspannung wird durch mehr oder weniger elastische und durch straffe Fasern im Körper garantiert. Fasern können von Zellen produziert werden oder sie sind Fortsätze von Zellen. Für die Bewegung unserer Gelenke bilden Muskel- und Bindegewebszellen mit ihren Fasern in ihrer Funktion eine Einheit, die der Steuerung unseres Nervensystems unterliegt. Der Muskel ist von einer Bindegewebsfaszie (einer feinen, dünnen Haut) umhüllt und an seinen Endpunkten mittels Sehnen, die ebenfalls zum Bindegewebe gezählt werden, befestigt. Dabei können sich nicht nur die Fasern der Muskelzellen verkürzen und verlängern, sondern auch ihre Sehnen.

Speicherkapazität der Sehne – Neues aus der Forschung

Untersuchungen in der Forschung zum Laufen und Gehen bei Tieren weisen darauf hin, dass für die ersten 2–3 Prozent der Längenänderung aufgrund der Elastizität der Sehnen wenig Kraft vonnöten ist. Die nächsten 2–3 Prozent Längenänderung entstehen durch eine lineare Zunahme der Zugkraft. Die Sehne gleicht dabei einem mehr oder weniger elastischen Gummizug und hat deshalb auch eine Energiespeicherkapazität.

DIE ZUGSPANNUNG BEIM GEHEN

Bei einer guten Körperkoordination kommt es durch den Bodenkontakt des abbremsenden Fußes und der gleichzeitigen Vorwärtsbewegung des Körpers über dem stehenden Fuß zu einer Winkelveränderung in der Stellung der Fuß- und Beingelenke, jedoch nicht zu einer Längenänderung der aktivierten Muskulatur. Das bedeutet, dass beim Gehen die Muskeln zwar angespannt werden, diese Spannung wird aber genutzt, um die Sehne, welche die Funktion eines elastischen Gummibandes hat, vorzuspannen. Der größte Teil des Abstoßes wird dann aus der Energie hervorgebracht, welche die Sehnen während der Vorwärtsbewegung des Körpers über den stehenden Fuß in Spannung versetzt. Dadurch gelingt es, die Leistung zu optimieren und gleichzeitig die Muskelarbeit zu minimieren. So können Sie mit wenig Energieverbrauch der Muskelzellen gehen, da sich die Faserlänge beim Gehen kaum verändern muss! Durch die Schritt für Schritt andauernde Wiederholung dieses Prozesses entsteht eine Schwingung in jedem Gewebe. Diese Schwingung lässt den Raum größer oder kleiner werden. Es wird, wie schon erklärt, Druck in Zug und Zug in Druck umgewandelt. Eigenzellschwingung und äußere Schwingung können sich bei guter zeitlicher und räumlicher Koordination ergänzen, aufeinander abgestimmte Schwingungsmuster entstehen.

Bei einer ungünstigen Körperkoordination führen chaotische Schwingungen ohne gezielte Richtung in unseren verschiedenen Geweben zu ungünstigen Reaktionen: In Teilen der Muskulatur entstehen über den dauerhaft erhöhten Energiebedarf Verspannungen und Härten. Im Bindegewebe findet ein Umbauprozess zu Stellen mit Verfilzung und zu vielen Fasern und Stellen mit einem Zuviel an Flüssigkeit und zu wenigen Fasern statt – und in der Folge zu einem Verlust der beschriebenen Zugspannungsfähigkeit. Bandscheiben können durch ungünstige Lastverteilung, zu viel dauerhaftem Druck oder Zug und ohne stoffwechselfördernden Lastwechsel zu Rissbildungen neigen. In den Knochen kommt es ebenfalls zu Umbauprozessen, insbesondere an den Gelenkenden der Knochen wird durch die erhöhte Druckauslösung, durch den Verlust der Tensegrität, ein Anbau von Knochenmaterial sichtbar. Längerfristig sind von all diesen Veränderungen zum eigenen Nachteil vor allem die Gelenke betroffen: Sie verlieren durch den erhöhten Druck nach und nach den schützenden hyalinen Knorpelüberzug (dieser Verlust wird als Arthrose bezeichnet), und die Gelenke können dadurch in ihrer Funktion eingeschränkt werden.

Hier kommt unsere Körpermitte ins Spiel: Die Ausrichtung und die Bewegung sind von zentraler Bedeutung, damit die hohen physikalischen Kräfte im Körper gelenkt und genutzt, das hohe muskuläre Kraftpotenzial unserer Mitte ausgeschöpft und alle Gewebe durch die ausgelösten Lastwechsel gut ernährt werden. Zusätzlich werden Altlasten abgebaut und entfernt. Die Körpermitte dient dabei als Zentrum und Ausgangspunkt der Schwingung.

Unsere Körpermitte mit dem auf dem kugeligen Hüftgelenk gelagerten Becken und dem verwringungsfähigen Bauch sorgt bei geschickter

Die Hebebewegung des Beines zeigt der Verlauf des roten Gürtels.

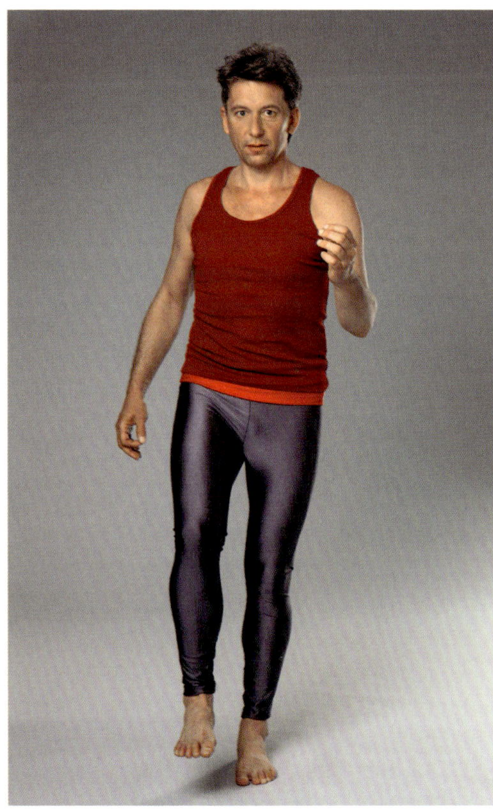

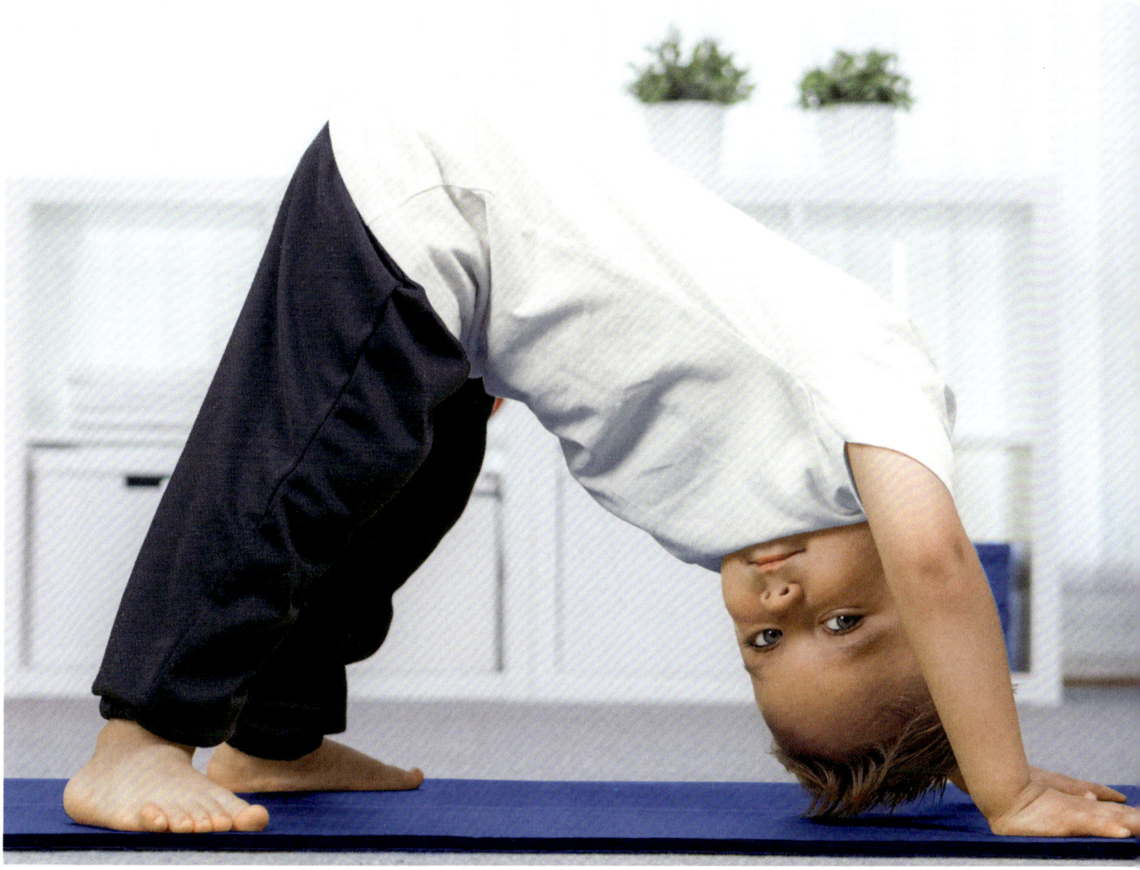

Kinder sind ganz flexibel in ihren Bewegungen.

Bewegung für Balance und Energieerhalt durch Gegenrotationsbewegungen um die Längsachse des Körpers. Große Seitwärtsbewegungen werden vermieden, und durch Wellenbewegungen um die Querachse des Körpers wird für Schwung und für einen Ausgleich der Lastwechsel in Stand- und Spielbeinphase gesorgt. Bei der Belastung durch das Abbremsen und die Landung des Fußes auf dem Boden verstärkt sich durch eine kleine Kippbewegung des Beckens die S-Form der Wirbelsäule für einen winzigen Moment. Dies sorgt für Stoßdämpfung. In der Spielbeinphase wird durch die Aufrichtung des Beckens die Wirbelsäule gestreckt. Die Kraftentwicklung der Körpermitte durch die Aufrichtung erzeugt zudem Schwung für das Spielbein. Durch Beckenbewegungen um die Pfeilachse werden unsere Beine und Füße angehoben und abgesenkt. Von uns nahezu unbemerkt laufen komplexe Bewegungen in unserem Körper ab. So geht Gehen aus der Körpermitte!

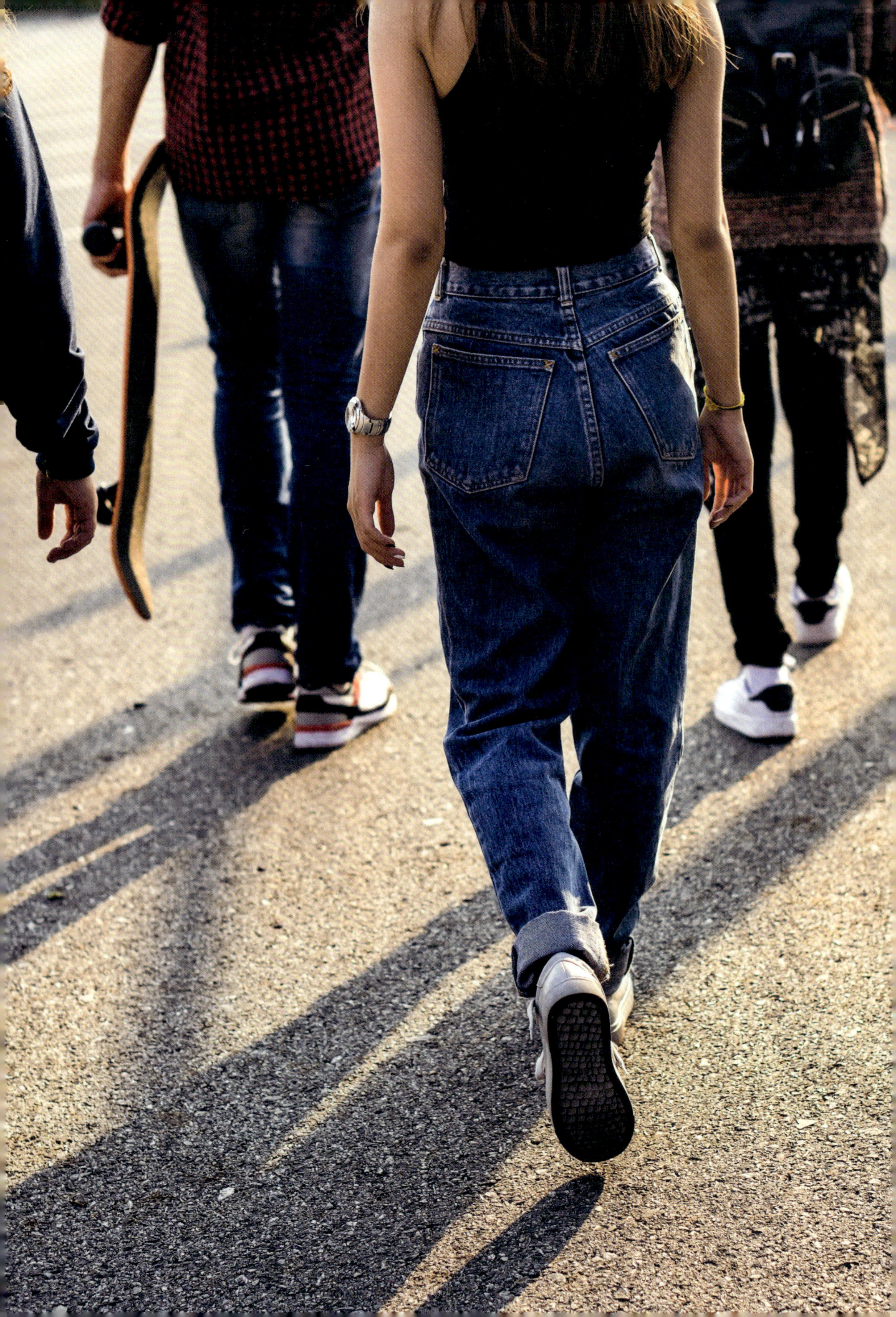

EXTRA:
DAS PROBLEM DES GEHENS AUF ZWEI BEINEN

Um das Vorangegangene noch besser zu verstehen, möchte ich das biomechanisch knifflige Problem des Gehens auf zwei Beinen noch einmal aus einer anderen Sicht erklären. Dadurch dass sich der Mensch durch die Streckfähigkeit des Hüftgelenkes vom Vierfüßler hin zum Zweibeiner aufgerichtet hat, zeigen sich vielfältige Probleme:
Beim Stehen auf zwei Beinen befindet sich der Schwerpunkt Ihres Körpers in der Mitte zwischen Ihren beiden Füßen. Für einen Schritt oder beim Gang müssen Sie Ihr Spielbein mit seinem Fuß anheben und gleichzeitig Ihren Körper nach vorne bewegen, man könnte auch sagen, mithilfe von Schwerkraft und Massenträgheit, dem Schwung, kontrolliert nach vorne fallen. Sie stehen dann für einen kurzen Moment nur auf einem Fuß und Bein, Ihrem Standbein. Das Zentrum der Balance bildet dabei der runde Kopf Ihres Hüftgelenkes. Dieser befindet sich aber nicht mehr in der Mitte unter Ihrem Körperlot, sondern außerhalb. Deshalb ist das Gehen auf zwei Beinen für uns Menschen im Vergleich zu Tieren mit vier Beinen sehr anspruchsvoll. Sie können beim Anheben eines Fußes leicht aus dem Gleichgewicht kommen. Mit jedem Schritt die Balance zu wahren, ist eine Herausforderung!

Bei einer hohen Qualität eines ausbalancierten Ganges verwenden Sie idealerweise einen einfachen Trick: Die landende Beckenseite mit dem sich streckenden Standbein dreht bei gleichzeitiger Streckung im Hüftgelenk zurück, die gegenüberliegende Beckenseite mit dem Spielbein dreht bei gleichzeitig zunehmender Beugung von Hüft- und Kniegelenk nach vorn. Sie können sich die Bewegung Ihrer Beine dabei als Pendelbewegung vorstellen. Ihr Becken und Bauch die-

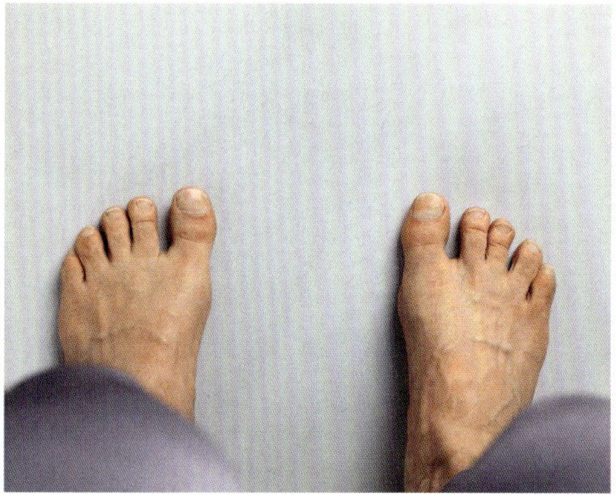

Beim Blick von oben befindet sich natürlicherweise kein Fuß unter dem Lot der Körpermitte.

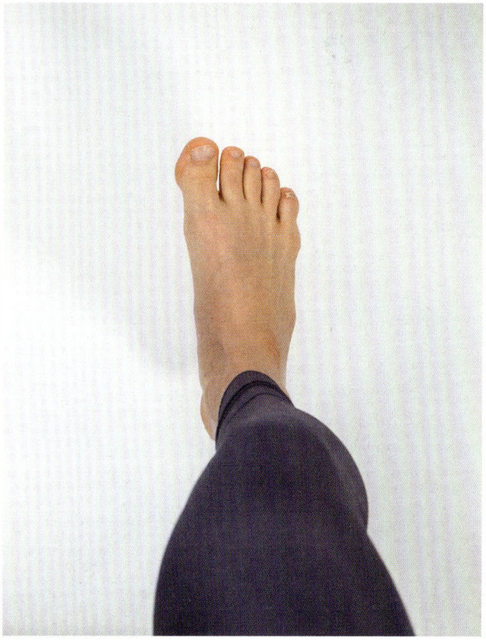

Wie können wir im Schritt nach vorne die Balance wahren?

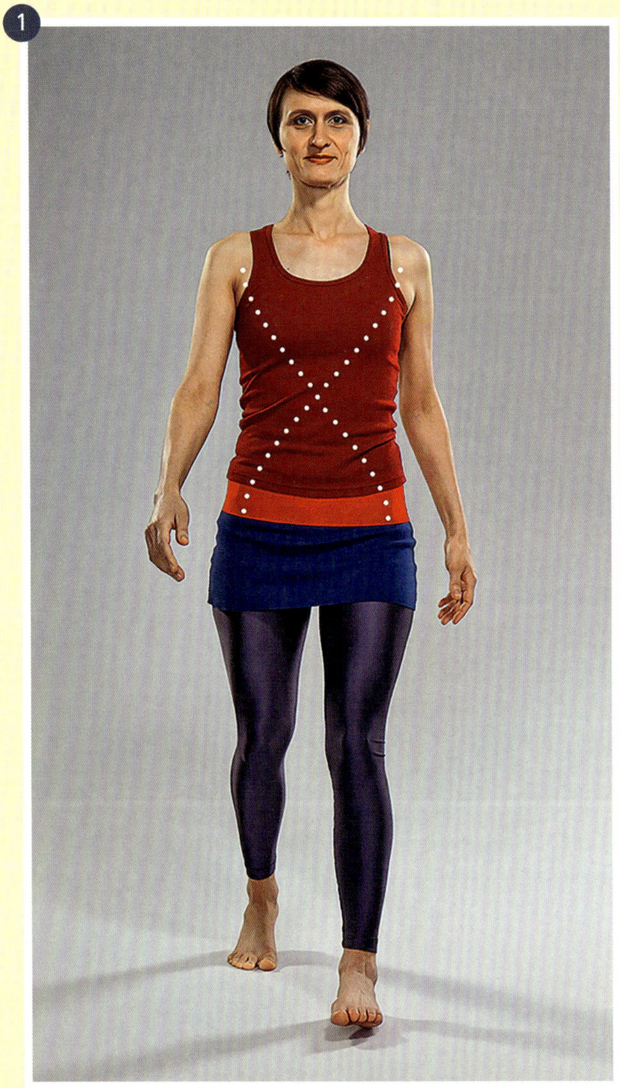

nen als Drehverbindung zwischen beiden Pendeln der Beine. Dadurch wird auch ein Teil der Stoßenergie, die durch das Abbremsen des Fußes der Standbeinseite entsteht, in Schwungenergie für die Spielbeinseite verwandelt – ein gutes Beispiel für eine hohe Energieeffizienz. Die Arme vollziehen bei freien Händen eine ähnliche Pendelbewegung. Das Armpendel entsteht durch die Drehbewegung des Brustkorbs. →1

Die Drehbewegung des Brustkorbs und die Drehbewegung von Bauch und Becken laufen diagonal über Kreuz und treffen sich auf der Höhe unseres Zwerchfells, Arme und Beine pendeln über Kreuz. →2

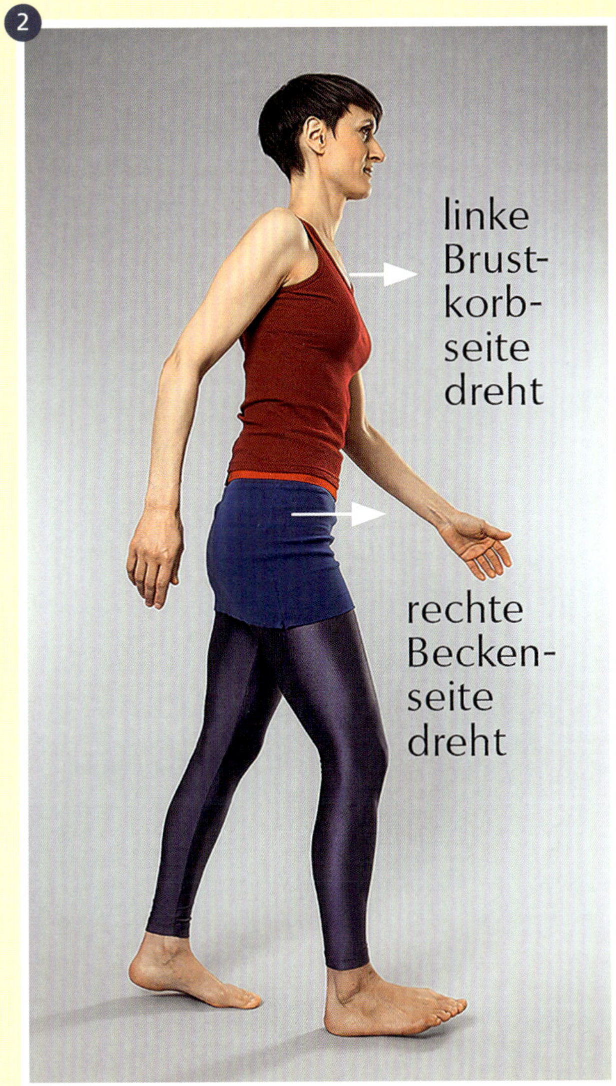

Deshalb bezeichnen wir unseren menschlichen Gang als Kreuzgang, im Gegensatz zum Passgang, bei dem Arm und Bein der gleichen Seite gleichzeitig nach vorne und hinten schwingen. Durch die Verwringung des Rumpfes im Kreuzgang wird ohne großen muskulären Aufwand die Steifigkeit des Körpers in der Standbeinphase verbessert und Bewegungsenergie für die Spielbeinphase erhalten.

Beobachtungen am eigenen Körper – Selbstwahrnehmung

Das Erkennen Ihrer Haltung und Bewegung ist der erste Schritt zur Veränderung. Beginnen Sie damit, Ihren Körper und besonders Ihre Körpermitte im Stand und beim Gehen zu beobachten und zu analysieren.

Die Bewegungen der Körpermitte

Stellen Sie sich seitlich vor einen Spiegel oder lassen Sie sich von einer Freundin oder einem Freund im Hochformat ablichten. Wie stehen die verschiedenen Körperteile, Becken, Brustkorb und Kopf im Lot der Schwerkraft übereinander?

WIE STEHE ICH?

Da die Aufrichtung des Menschen im Hüftgelenk beginnt, richten Sie Ihren Fokus als Erstes auf Ihr Becken und seine Stellung, da alle darübergelegenen Körperteile eine ungünstige Stellung der Körpermitte nach oben hin ausgleichen werden. Stellen Sie sich folgende Fragen: Ist Ihr Becken aufgerichtet oder kippt es nach vorne? Steht Ihr Becken im Lot, besitzt die Lendenwirbelsäule einen kleinen Bogen nach vorne. Ihr Bauch hat eine ausgewogene Spannung und ist je nach Vorratslagerung von Fettgewebe mehr oder weniger flach.

Kippt Ihr Becken im Hüftgelenk um die Querachse nach vorne, sehen Sie eine verstärkte Schwingung der Lendenwirbelsäule, die umgangssprachlich als Hohlkreuz bezeichnet wird. Die Bauchorgane werden nach vorne unten gezogen. Ihr Bauch verliert seine Spannkraft. Er erscheint größer, als er in Wirklichkeit ist. Die Neigung, Vorräte in Form von Fett am Bauch zu speichern, nimmt zu, und durch die ungünstige Lastverteilung wird wiederum der Kippung Vorschub geleistet.

Ist Ihr Becken im Vergleich zu Ihrem Brustkorb nach vorne geschoben? Das Nach-vorne-Schieben des Beckens kann ein Ausgleich für die vermehrte Schwingung der Brustwirbelsäule nach hinten, dem sogenannten Rundrücken, darstellen. Aber auch große Mengen an Vorratsspeicherung an Ihrem Bauch kann dazu führen, dass Sie die große, nach vorne ziehende Last der Körpermitte günstiger über Füßen und Knien verteilen möchten.

Das Rückwärtsneigen des Brustkorbs kann eine Kippbewegung des Beckens nach vorne in Richtung Hohlkreuz vermeiden. Allerdings bedarf es

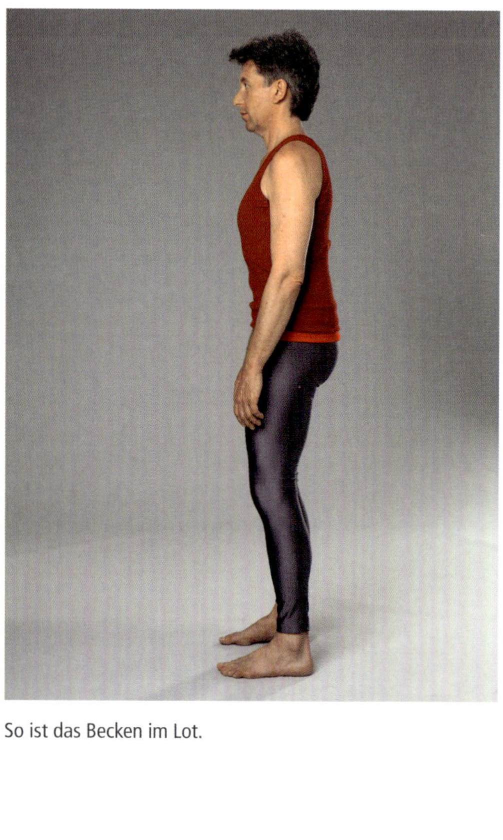

So ist das Becken im Lot.

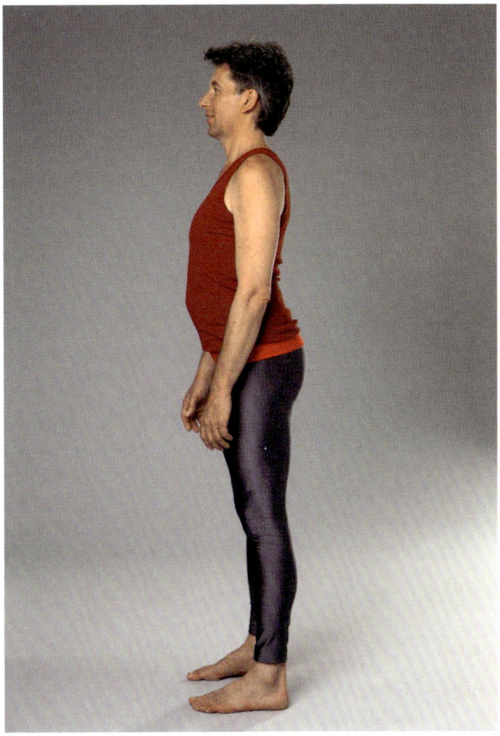

Der Autor mit Hohlkreuz

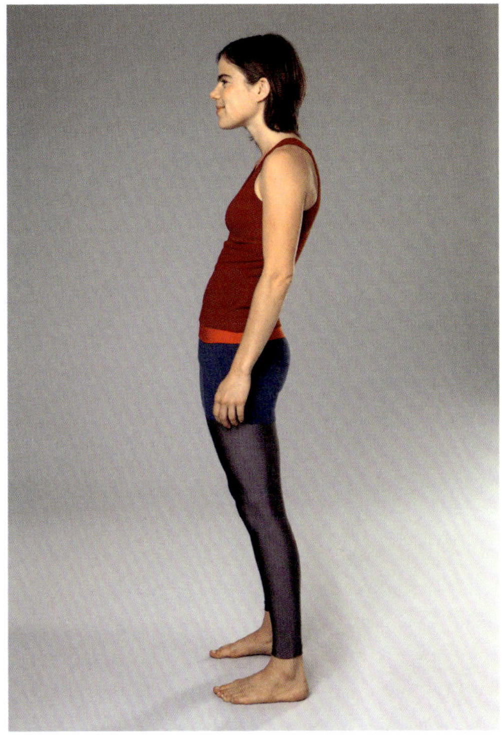

Ein Rundrücken ist auch nicht besser.

einer hohen Gesäßspannung, um nachfolgend den ganzen Rumpf im Gleichgewicht zu halten.

Wenn es jedoch zutrifft, dass Ihr Becken im Vergleich zu Ihrem Brustkorb nach hinten geschoben ist, dann könnten Schmerzen im unteren Rücken oder eine Hüftgelenksarthrose der Fall sein. In beiden Fällen versuchen wir, eine möglichst schmerzfreie Haltung einzunehmen. Diese besteht bei der Vorwärtsneigung des ganzen Körpers in einer Stabilisation der Hüftgelenke unter Druck und einer Entlastung der Wirbelgelenke am unteren Rücken. Sie können dann den Kopf nur unter großer Anstrengung aufrichten und blicken deshalb meistens zum Boden. Sie sollten in diesem Fall bei starken dauerhaften Schmerzen in der Leiste oder im unteren Rücken einen Arzt oder Physiotherapeuten aufsuchen. Leider sind die Übungen hier in diesem Buch dann nicht für Sie geeignet.

WIE GEHE ICH?

Beginnen Sie jetzt mit der Beobachtung Ihrer Körpermitte und Ihres Bauches im Gang. Schauen Sie genau und variieren Sie auch mal Gangart und Tempo. Sie können mithilfe Ihrer Hände den Bewegungen von Bauch und Körpermitte nachspüren. Wenn Sie irgendeine Form von optischer Rückmeldung – wie Sie es bereits im Stand erprobt haben – bekommen, kann dies sehr hilfreich sein. Durch die Erhöhung der einwirkenden Kräfte beim Gehen werden sich Ihre vorhergehenden Beobachtungen vermutlich verstärken.

Sie können sich Ihr Becken und Ihren Bauch als eine große Kugel vorstellen. Die Kugel kann sich, wie bereits beschrieben, um alle drei Raumachsen drehen, und bildlich gesprochen kann dies Ihr Becken auch. Es balanciert mit seiner Hüftgelenkspfanne auf dem kugeligen Ende Ihres

Oberschenkels. Das Hüftgelenk befindet sich in der Mitte Ihrer Leiste. Unterscheiden Sie bei der Beobachtung des Gehvorgangs den zeitlichen Ablauf. Es gibt dabei, wie auch schon im Stand, günstige und weniger günstige Variationen der Körperkoordination.

Das Aufkommen

Das Aufkommen des Fußes erfolgt bei einem erwachsenen Menschen in den meisten Fällen auf dem weichen Fettpolster der Ferse. Wenn Sie sehr leise gehen möchten, werden Sie für das Aufkommen den Vorfußballen verwenden. Sie gehen langsamer und vorsichtiger, benötigen aber für jeden Schritt einen höheren muskulären Energieaufwand. Der erste Kontakt des landenden Fußes auf dem Boden und das daraus folgende abrupte Abbremsen sind von sehr hohen Kräften geprägt. Entscheidend für eine schonende Landung ist ein flächiges Auftreten auf Ihrer Ferse. Ihr Becken ist im Hüftgelenk dann ein ganz klein wenig nach vorne gekippt. Dies ermöglicht Ihrer Wirbelsäule eine Stoßdämpfung durch ihre S-Form. Ihr Bein ist durch die leichte Beugung des Kniegelenkes in Federbereitschaft. Sollten Sie eine Auftrittsfläche am hinteren Ende der Ferse wählen, befindet sich dort wenig Fettpolster, und Ihr Bein ist durch die starke Streckung des Kniegelenkes und eine zu große Aufrichtung des Beckens im Hüftgelenk unelastisch. Eine moderate Schrittlänge nach vorne wird das elastische und sanfte Landen unterstützen.

Ertasten Sie für Ihre Wahrnehmung das Fettpolster unter Ihrer Ferse. Es ist ähnlich weich wie bei Tierpfoten. Das Fettpolster kann dabei ein wenig verschoben werden, und durch ein bindegewebiges Kammersystem im Inneren behält es trotz des Nachgebens beim Auftritt seine Form.

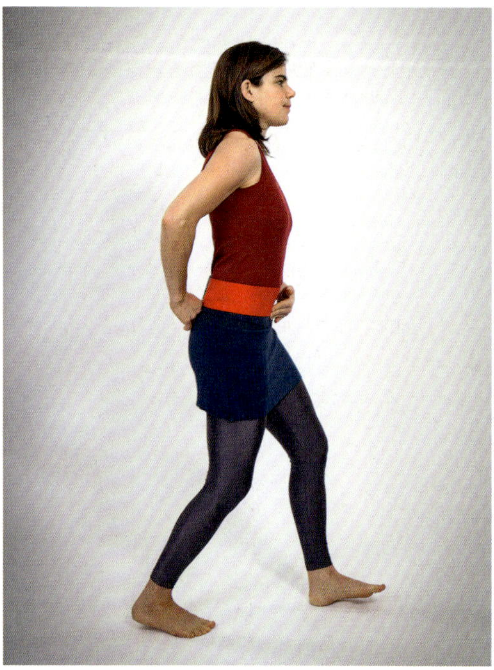

Der Moment des Aufkommens des vorderen Fußes, das Becken ist – gut sichtbar – leicht gekippt.

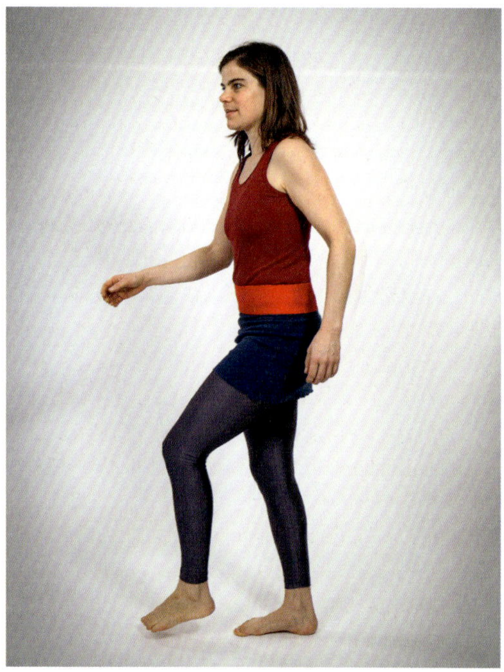

Hier wird das Spielbein durch die Bewegung von Becken und Bauch in eine aufgerichtete Position nach vorne oben geschwungen.

Gehen Sie los und beobachten Sie die Stellung und Bewegung Ihres Beckens beim Aufkommen und Landen des Fußes auf dem Boden. Sie können für eine bessere Wahrnehmung der Bewegung Ihrer Körpermitte eine Hand zwischen Schambein und Bauchnabel und eine Hand auf Kreuzbein und Lendenwirbelbereich auflegen.

Stellen Sie sich folgende Fragen: Ist mein Becken stark nach vorne gekippt und kann deshalb nicht mehr federnd nachgeben? Ist mein Becken aufgerichtet und steif festgehalten? Ihr im besten Fall im Stehen aufgerichtetes Becken sollte beim Kontakt der Ferse mit dem Boden ein winziges bisschen nach vorne gekippt sein. In der nächsten Schrittphasen bei der Belastung des Fußes können Sie dann eine kleine Bewegung des Beckens in die Aufrichtung wahrnehmen. Daraus ergibt sich im gesamten Ablauf des Gehens eine kleine Wellenbewegung von Becken und Körpermitte. Ich werde Ihnen im späteren Verlauf des Buches Übungen für diese Wellenbewegung an die Hand geben (ab S, 86).

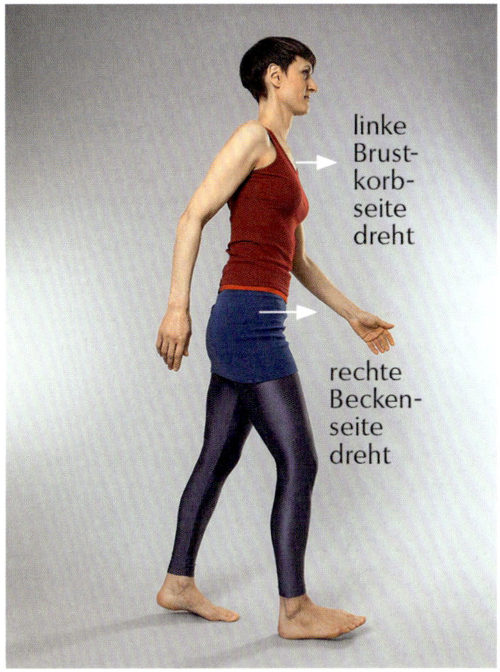

Der Moment der Landung des vorderen Fußes auf dem Boden und gleichzeitiger Abdruck des hinteren Fußes

Die Belastung

Nach der Ferse kommt die gesamte Fußsohle in Kontakt mit dem Boden, und nach der kleinen Zehe landen nahezu zeitgleich die Zehen vier bis eins (große Zehe) auf dem Untergrund. Ihre Körpermitte bewegt sich immer weiter über dem stehen gebliebenen Fuß in Gehrichtung nach vorne. Durch die Landung wird die Bremsenergie als energiereiche Stoßwelle durch das Bein bis zu Ihrem Becken weitergeleitet (erinnern Sie sich an den Versuch mit den verschlossenen Ohren?). Es richtet sich jetzt auf. Gleichzeitig erfährt die Energiewelle eine Umwandlung. Ihre landende Beckenseite dreht zurück, die andere Beckenseite wird nach vorn gedreht und ein Teil der Bremsenergie in Schwung für die andere Körperseite verwandelt. Das Becken dient als Dreh- und Schwungpendel zwischen beiden Beinen. Ihre Bauchmuskulatur lenkt dann aktiv die Energiewelle diagonal zur gegenüberliegenden Seite.

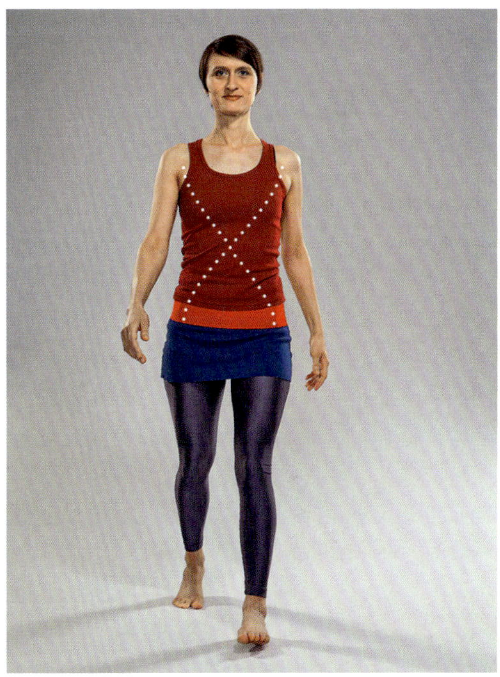

Die über Kreuz laufende Verwringung von Brustkorb und Becken

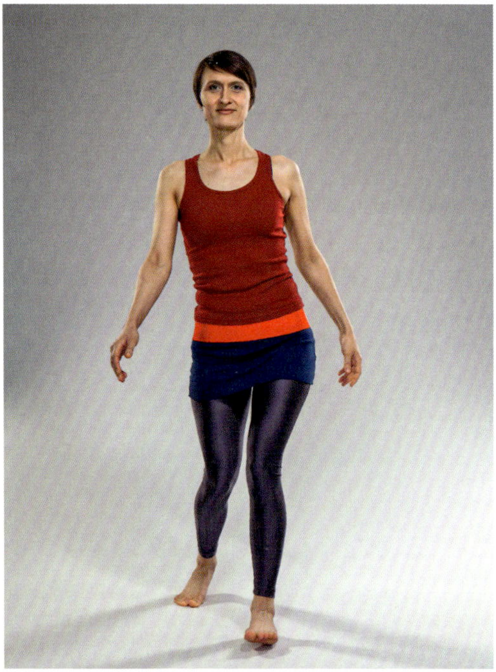

Die Füße kippen bei jedem Schritt. Dies ist der Ausgangspunkt für die meisten Fuß- und Knieprobleme.

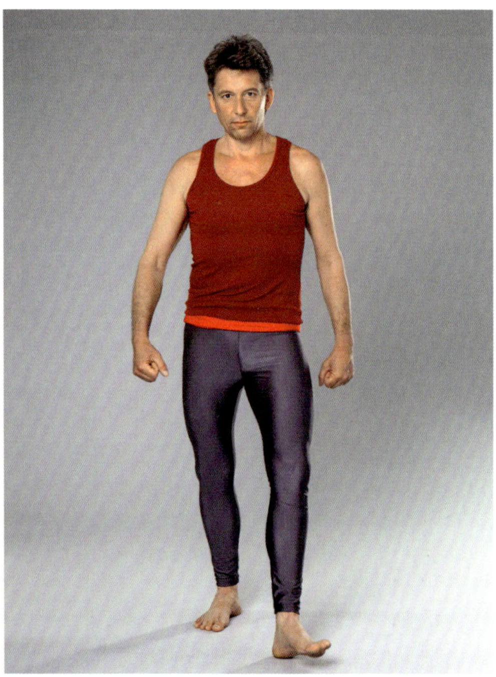

Hier pendelt der ganze Mensch bei jedem Schritt nach rechts und nach links.

Gehen Sie weiter und legen Sie dabei Ihre Hände seitlich an Becken und Oberschenkel. Schwingt Ihr Becken bei der Landung und Belastung des Fußes zur Seite in Richtung Ihrer Hände? Ein instabiles Becken wird nach links und rechts außen pendeln. Diese Bewegung kann sehr klein sein und ist häufiger bei Frauen zu sehen. Sie hat enorme Auswirkungen auf die Stabilität Ihrer Körpermitte und damit auch für Ihre Füße und die Ausrichtung Ihrer Knie. Meist werden die Füße dann sehr eng aneinandergesetzt.

Das Gegenteil eines instabilen Beckens ist ein durch angespannte Gesäßbacken unbewegliches Becken. Dadurch kann sich das ganze Bein mit Knien und Füßen nach außen drehen. Dies ist oft bei Männern zu beobachten. Der Auftritt des Fußes am Boden ist hart.

Versuchen Sie, die Reaktion Ihres Beckens bei der Belastung des ganzen Fußes genau zu ermitteln. Dreht Ihr Becken um Ihre Körperlängsachse vor und zurück? Ist Ihr Bauch dabei in seiner Aktivität wahrzunehmen?

Die Streckung des Standbeines

Aus dem vorne gelandeten und zunehmend belasteten Fuß wird durch die Vorwärtsbewegung des Körpers über dem stehen gebliebenen Fuß der hintere Fuß entlastet. Achten Sie auf eine möglichst lange zeitliche Verweildauer Ihres Fußes am Boden. Jetzt müssen sich das Becken und Ihre Körpermitte für die Erhaltung der Dynamik in Ihrem Gang durch die Streckfähigkeit des Beines nach hinten mit dem Fuß verbinden. Dazu sollte sich die Rückseite Ihrer Beine mit Achillessehne, Wade und Kniekehle in einem gut gedehnten Zustand befinden und auch die Streckfähigkeit Ihres Hüftgelenkes auf der Vorderseite ausreichend sein. Gehen Sie los. Wie weit kann sich Ihr Bein nach hinten dehnen? Beobachten Sie besonders Ihre Kniekehle und die Streckfähigkeit Ihrer Leisten.

Sollte sich Ihr Bein in allen Beingelenken nicht gut dehnen lassen und sich nicht ausreichend für

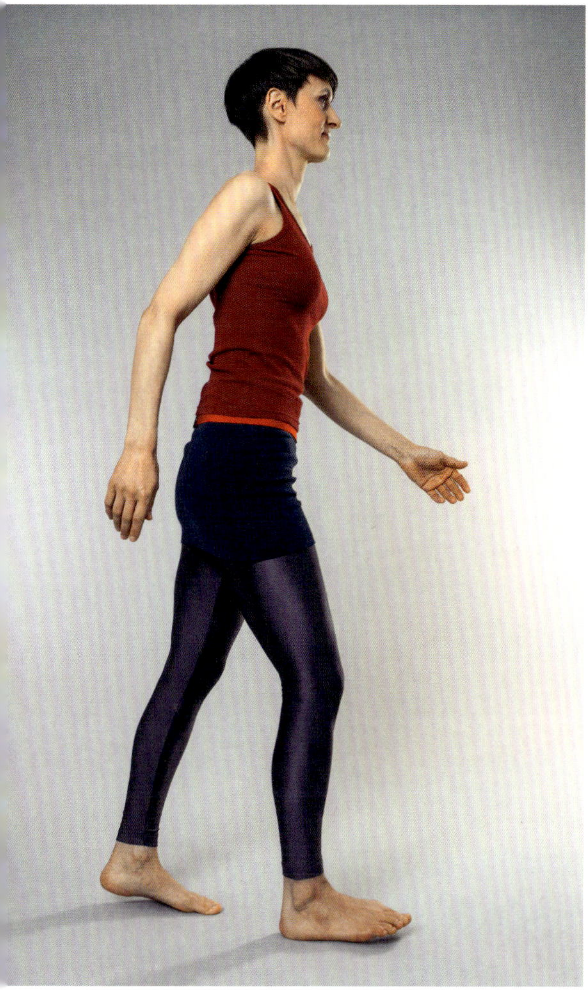

Stellen Sie sich vor, dass Sie den Boden unter sich sanft nach hinten schieben.

den Abdruck von Fuß und Bein vorspannen, wird Ihr Becken in eine verstärkte Hohlkreuzhaltung gezogen und darin passiv verweilen. Ihre Körpermitte wird seine Aktivität verlieren, und Ihr Bauch hängt beim Gehen nach vorne unten.

Der Abdruck vom Boden

Das nach hinten gestreckte Bein wird in seinen elastischen Bindegewebsanteilen (Faszien und Sehnen) vor dem Abdruck gedehnt. Es wird im Moment des Anhebens der Ferse und bei der Lösung des Fußes vom Boden wie ein vorgespannter Bogen nach vorn und oben fliegen. Sie können Ihr Bein und Ihren Körper dann mit viel weniger Muskelkraft und weniger Energieverbrauch der Muskeln bewegen. Der Schwung für das Spielbein (das nach vorne fliegende Bein) entsteht zudem aus der Dreh- und Wellenbewegung des Beckens, Ihrer Körpermitte und der dabei erfolgenden Aktivierung der kräftigen Hüftbeuge- und Bauchmuskulatur. Wenn Sie die Schwungenergie Ihres Beckens nutzen, spannt sich Ihr unterer Rücken in der Spielbeinphase in die Länge. Ihr Becken-

Die Selbstwahrnehmung schulen

Um die eigene Wahrnehmung zu trainieren und um Änderungen einzuleiten, können Sie sich folgende Fragen stellen: Woher nehme ich die Kraft für den Abdruck des Fußes vom Boden und den Schwung des Spielbeines? Kommt die Kraft aus meiner Körpermitte? Ist mein ganzer Körper und insbesondere mein Bauch an der Bewegung meiner Beine beim Gehen beteiligt? Gehe ich eher aus dem Unter- oder Oberschenkel? In einem solchen Fall sind diese dann zweifellos kräftig trainiert, neigen aber aufgrund der muskulären Überlastung zu Krämpfen. Der Bauch bleibt passiv.

Bewegt sich mein Brustkorb beim Gehen in sich und pendeln meine Arme vor und zurück? Ist mein Körper in Schwingung? Fühle ich mich voller Freude und Leichtigkeit? Bin ich beim Gehen fröhlich? Ruht mein Kopf gut getragen auf meiner Wirbelsäule? Ist mein Nacken gestreckt, ohne dass ich ein Doppelkinn bekomme? Fühle ich mich leicht und voller Energie?

Schulen Sie Ihre Selbstwahrnehmung, um dann, bei Bedarf, Dinge zu ändern.

Prüfen Sie sich!

Wenn Sie eine gute Balance Ihres Rumpfes haben, zeigen Ihre Füße und Ihre Knie geradeaus. Die Beine fühlen sich elastisch an, und das Gewicht ist gleichmäßig verteilt. Sie stehen mit allen Zehen vollkommen entspannt auf dem Boden.

boden und Ihre Bauchmuskulatur werden bei jedem Schritt durch die gleichzeitige Verkürzung der Strecke zwischen Schambein und Bauchnabel ohne Anstrengung trainiert. Ihre Füße stehen stabil. Sollte Ihr Becken in allen Phasen des Gehens nach vorn geneigt verweilen und dadurch auch instabil nach rechts oder links außen pendeln, werden Ihre Füße ungleichmäßig belastet. Aber auch ein festgehaltenes aufgerichtetes oder nach vorne geschobenes Becken kann die Kraft und den Schwung der Körpermitte nur eingeschränkt nutzen. Sie werden deshalb zu diesem Thema noch viele wichtige Übungen an die Hand bekommen (ab S. 83).

SELBSTVERSUCH AUF EINER TREPPE

Alle bisherigen Beobachtungen zu Ihrem Gang werden sich beim Hinaufsteigen auf einer Treppe verstärken und für Sie dadurch noch besser spürbar.

Legen Sie Ihre Hände auf Vorder- und Rückseite Ihrer Körpermitte und beginnen Sie, die Treppe nach oben zu steigen → 1. Beim Anheben des Beines nach oben können Sie gut die Spannung des Bauches und die Verlängerung der Lendenwirbelsäule mit Ihren Händen spüren. Wieder entsteht durch die rhythmische Bewegung des Steigens eine Wellenbewegung der Körpermitte. Beachten Sie die vollständige Streckung des hinteren Beines beim Treppensteigen → 2.

Legen Sie anschließend Ihre Hände seitlich an Becken und Oberschenkel. Es gilt, beim Steigen der Treppenstufen die Bewegungsenergie in Gehrichtung zu nutzen und nicht zu den Seiten auszuweichen. Ist Ihr Becken seitenstabil? Stellen Sie sich beim Treppensteigen die drei Raumachsen in Ihrem Becken vor. Die Auslösung des Schwungs erfolgt nicht nur durch Ihr Spielbein, sondern auch durch Schwungbewegungen von Bauch und Becken um eine gedachte Querachse, die Drehbewegung des nach vorne hinaufsteigenden Beines ist eine Bewegung um die Längsachse Ihres Körpers und das Anheben des Spielbeines die Treppenstufe nach oben ebenso eine Bewegung Ihres Beckens um die Pfeilachse.

1

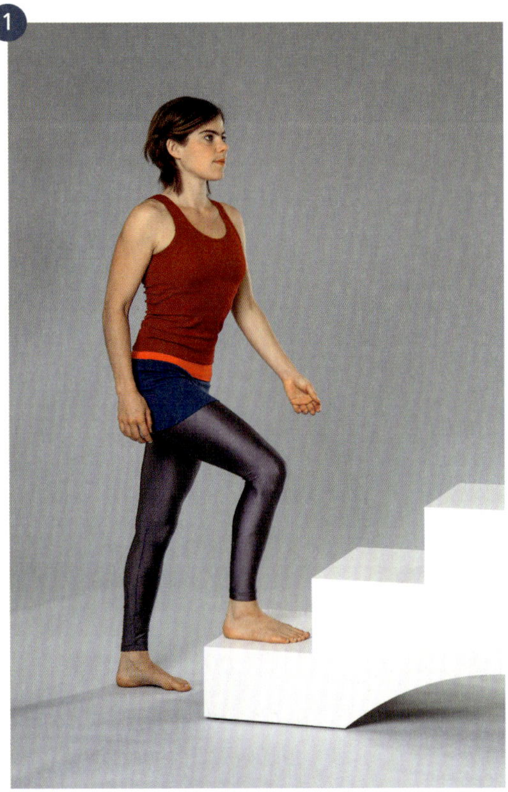

Ist Ihr Körper beim Treppensteigen stabil und mittig?

2

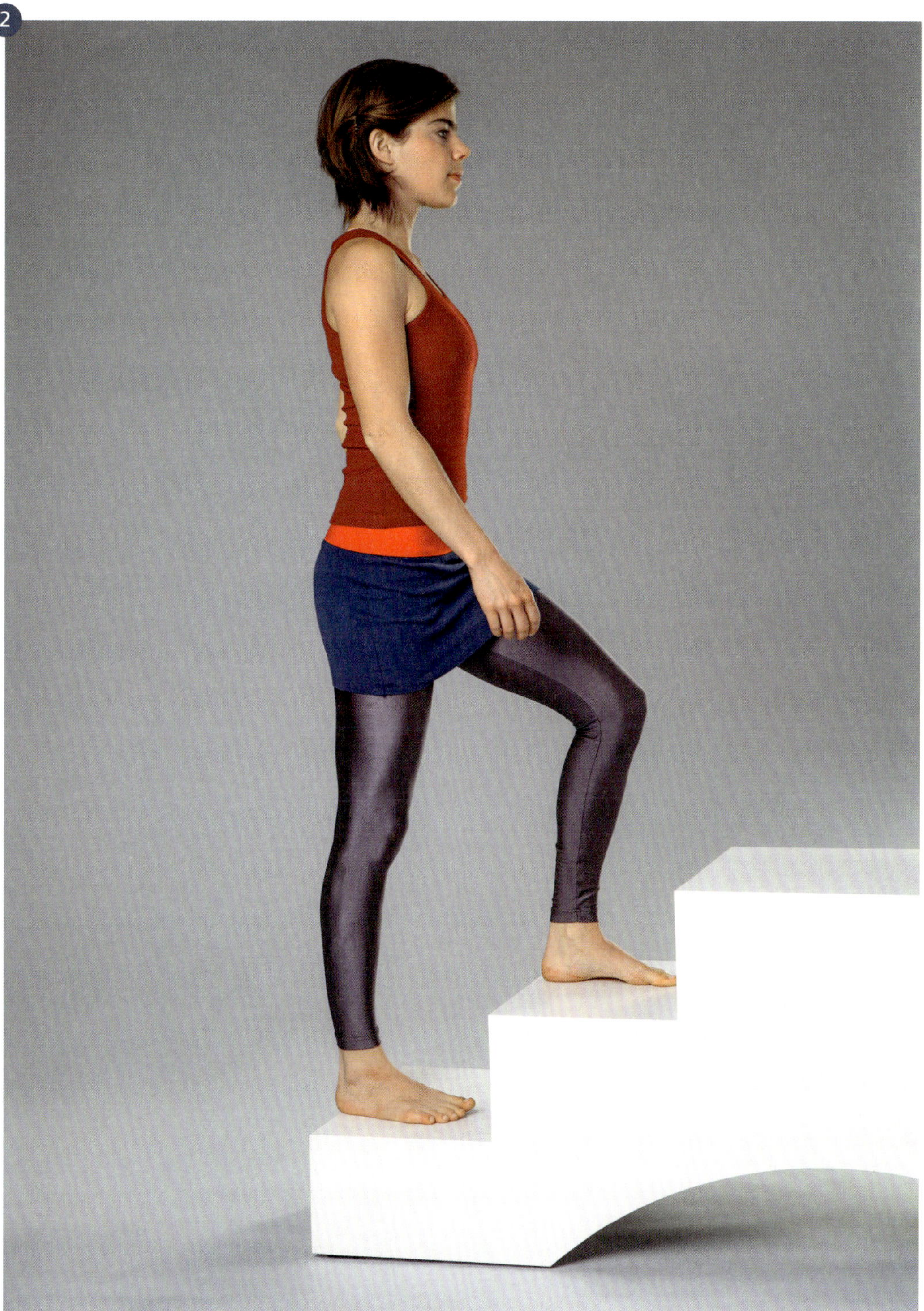

Das hintere Bein sollte vollständig gestreckt sein.

Aufbau und Funktion unserer Körpermitte

Damit Sie nach den Experimenten zu Ihrem Gang ein grundlegendes Verständnis und ein gutes Gefühl für die Bewegungen Ihrer Körpermitte bekommen, möchte ich Ihnen jetzt die unterschiedlichen Gewebe wie Knochen, Muskulatur und Bindegewebe sowie die Funktionen der Organe Ihres Bauch- und Beckenraumes genau beschreiben.

Die verblüffenden Eigenschaften unseres Inneren

Ich zeige Ihnen, wie Sie sich »begreifen« können. Zuvor aber einige fantastische Eigenschaften von Bauch und Becken, die uns selbstverständlich erscheinen: Die Knochen unseres Beckens spenden uns Halt, wir sitzen buchstäblich in ihnen und beim Sitzen auf ihnen. In diesem Halt sind wir durch die Zeugung entstanden und gewachsen. Bauch und Becken unserer Mutter waren unser Zuhause.

Die Geschmeidigkeit und Elastizität von Muskeln, Bindegewebe und Organen des Bauches unserer Mutter haben unser Wachstum und unsere Geburt ermöglicht. Ohne die beweglichen und auch verschließbaren Öffnungen des Beckens wäre dies nicht möglich gewesen. Nach der Abnabelung ist es für den Säugling überlebensnotwendig, verarbeitete und nicht mehr verwendbare Stoffwechselprodukte durch die Öffnungen seines Beckens auszuscheiden. Überspitzt formuliert: Der Fortbestand der Menschheit wäre neben dem Quell lustvoller Empfindungen, die uns dieser Bereich unseres Körpers spenden kann, undenkbar ohne seine Ausscheidungsmöglichkeiten.

Aus welchen unterschiedlichen Geweben setzt sich nun dieses wunderbare Zuhause, das uns wohlige Wärme und guten Halt, Ausscheidung, Fortpflanzung und Lust bieten kann, zusammen?

Die beweglichen und elastischen Wände, Beckenboden, Bauch, unterer Rücken und Zwerchfell bestehen aus Bindegewebe und den kräftigsten und mächtigsten Muskeln unseres Körpers. Sie bilden dabei die äußere Hülle, kleiden aber auch das Innere aus und durchziehen es, um den Organen unseres Bauches beweglichen Halt zu bieten. Den Rahmen für die elastische Befestigungen der Weichteile bilden drei ausgesprochen große Knochen, unsere zwei Hüftbeine und unser Kreuzbein, sowie die ein wenig kleineren fünf Lendenwirbel und das Steißbein.

Bei der Aufrichtung gegen die Schwerkraft bieten uns alle erwähnten Knochen der Körpermitte beweglichen Halt. Und gleichzeitig sind diese Knochen trotz ihrer Größe auch leicht. So ist unsere Darmbeinschaufel bei einer anatomischen Betrachtung milchig durchscheinend.

DER INNERE HALT

Das Becken stellt sich insgesamt als breit ausladende Schale dar. Es fängt die Bauch- und Beckenorgane auf und trägt bei einer Schwangerschaft die wachsende Gebärmutter mit ihrem Fötus. Mit seinen starken Knochen hält das Becken die Last und verteilt das Gewicht auf die beiden Hüftgelenke. Dabei ist es kein fester Ring, sondern besteht aus drei gegeneinander ein wenig verschiebbaren Knochen, den zwei Hüftbeinen und dem Kreuzbein mit seinem Fortsatz, dem Steißbein. Um die minimale Beweglichkeit zu gewährleisten, befinden sich auf der Rückseite unseres Körpers zwischen Kreuz- und Darmbein (ein Teil der Hüftbeine) flache Gelenke, die sogenannten Iliosakralgelenke, mit vielfältigen kräftigen und oft stark beanspruchten Bandstrukturen.

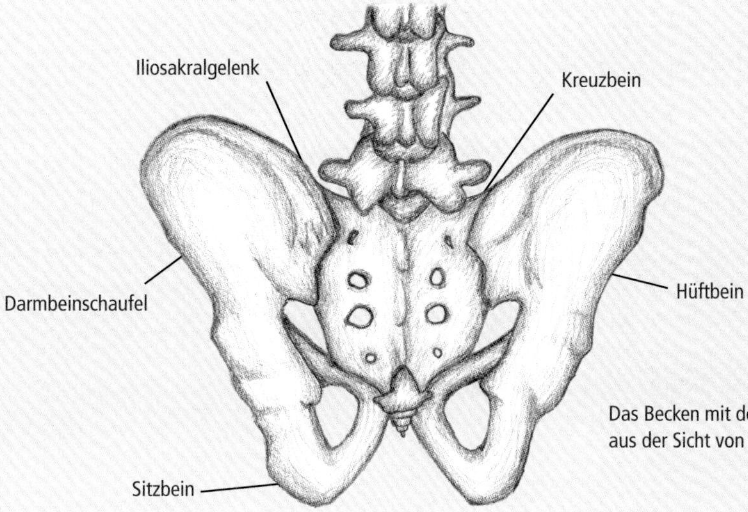

Das Becken mit dem Kreuzbein aus der Sicht von hinten

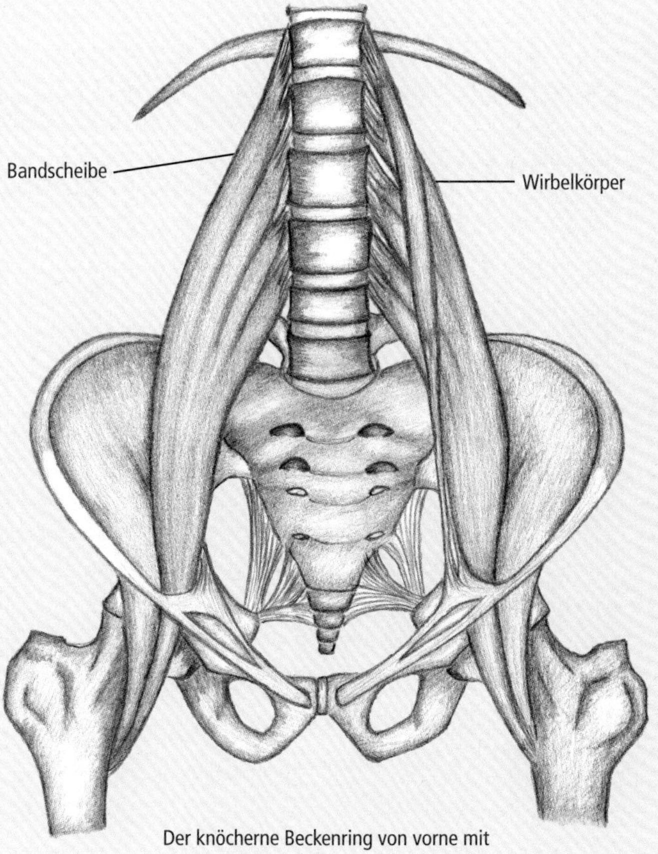

Der knöcherne Beckenring von vorne mit seinen Bestandteilen und Strukturen

Diese bewegliche Gestaltung unseres Beckens ermöglicht uns Stabilität, Stoßdämpfung und Spannungsausgleich. Beim Gehen bewegen sich die beiden Hüftbeine gegen das Kreuzbein dreidimensional und gegengleich. Das Hüftbein der Spielbeinseite wird nach vorne oben und innen angehoben, das Hüftbein der Standbeinseite nach hinten unten und außen gedreht. Dabei besteht das Hüftbein aus drei Knochenanteilen, die in der Pfanne des Hüftgelenkes ihr Zentrum finden und miteinander in den Wachstumsprozessen unserer Kindheit von einer knorpeligen zu einer festen knöchernen Verbindung finden. Die drei Knochen werden als Darmbein, Sitzbein und Schambein bezeichnet. Die ganze Form der beiden Hüftbeine bildet seine Bewegung ab. Sie können sich eine in sich dreidimensional verdrehte Acht vorstellen.

DIE BECKENSTRUKTUREN ERTASTEN

Damit Sie meine Beschreibungen nicht nur lesen, sondern durch die Wahrnehmung Ihrer Hände auch spüren können, stützen Sie Ihre Hände seitlich auf Ihr Becken. Sie können dort den oberen knöchernen Rand der Darmbeinschaufeln ertasten. Er befindet sich bei den meisten Menschen höher als gedacht. Nach vorne endet der Rand in einer kleinen Vorwölbung, dem vorderen oberen Darmbeinstachel. Von dort in einer geraden Linie nach unten in der Mitte und in der Tiefe Ihrer Leiste befindet sich Ihr Hüftgelenk, der Dreh- und Angelpunkt Ihrer Aufrichtung. Wenn Sie von dort nach innen tasten, spüren Sie Ihre beiden oberen Schambeinäste mit der Symphyse, dem Knorpel-

Das Kind liegt optimal und wunderbar eingepasst in Becken und Bauchraum der Mutter.

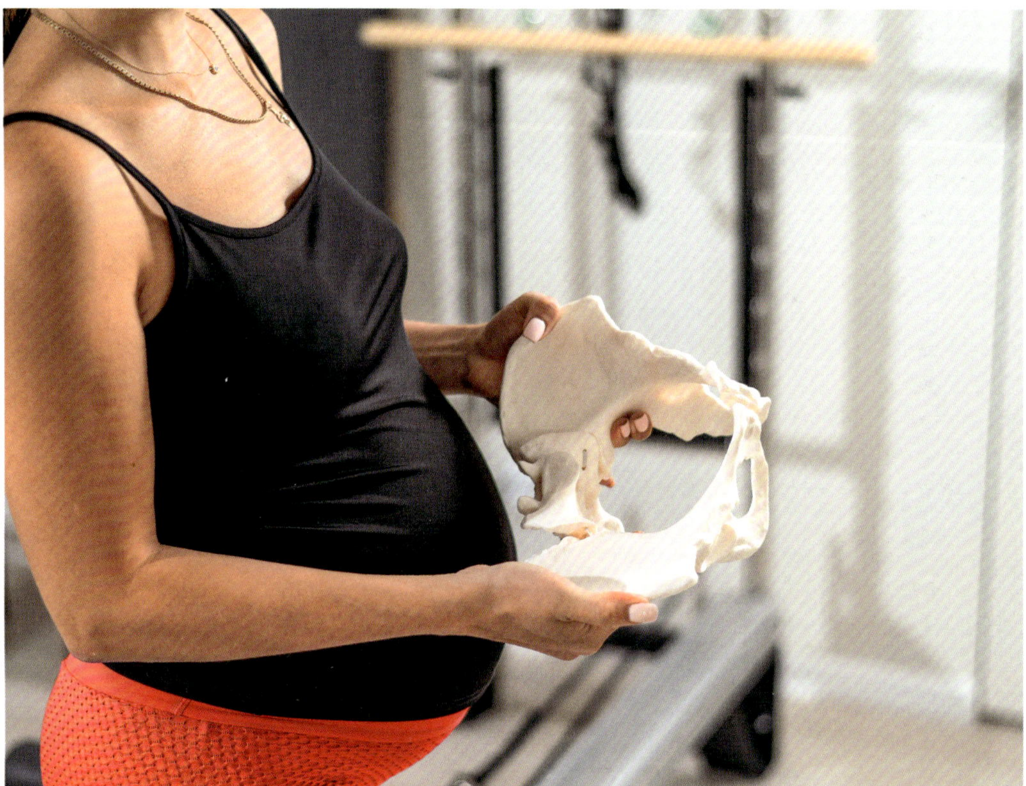

ring zwischen den beiden Hüftbeinen, und auch der untere Schambeinast ist nicht weit.

Wenn Sie von den Seiten des Beckens kommend auf Ihre Rückseite tasten, können Sie ebenfalls eine Vorwölbung ertasten, den hinteren oberen Darmbeinstachel. Zwischen beiden Darmbeinstacheln liegt Ihr Kreuzbein. Es bildet die Basis für Ihre Wirbelsäule. Ertasten Sie diesen Knochen im Stehen. Legen Sie dazu eine Handfläche mit den Fingerspitzen nach unten in der Mitte auf das Kreuzbein. Der Mittelfinger mündet dann in Ihrer oberen Pofalte. Dort befindet sich am unteren Ende Ihr Steißbein. Diese Fläche aus Kreuzbein, Steißbein und den hinteren Ausläufern Ihres Darmbeines wird bei den Übungen im Liegen als Auflage- und Rollfläche wichtig (ab S. 86).

Gehen Sie jetzt mit Ihren Händen zu den beiden großen Sitzbeinhöckern. Das ist leicht, Sie sitzen ja vielleicht schon wieder darauf. Diese Höcker bilden das untere Ende der Achterform des Hüftbeines. Wenn Sie eine Hälfte des Pos im Sitzen anheben, können Sie mit einer Hand das obere Ende des Hüftbeines, die Darmbeinschaufel, und das untere Ende mit seinem Sitzbein ertasten und die ganze Dimension des Knochens erfassen. Tasten Sie anschließend oberhalb Ihrer Scham die beiden oberen Schambeinäste, die quer verlaufen. Seitlich rechts und links von Ihrem Geschlecht befinden sich die unteren Schambeinäste, die wiederum zu Ihren Sitzbeinhöckern ziehen. Auch diese Knochen sind gut tastbar und wichtig für die Wahrnehmung Ihres Beckenbodens, der sich zwischen den Schambeinästen, den Sitzbeinhöckern und Ihrem Steißbein befindet.

DAS HÜFTGELENK – ZENTRUM DER AUFRICHTUNG

Nach der genauen Beschreibung Ihres knöchernen Beckens möchte ich jetzt das zentrale Gelenk für alle Bewegungen des Beckens und der gesamten Körpermitte, das Hüftgelenk, in seiner Funktion

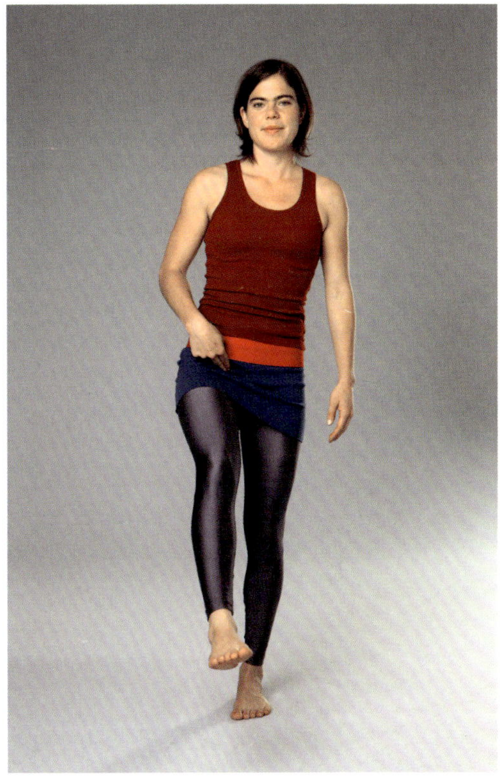

Die rechten Finger des Fotomodells zeigen die Lage des Hüftgelenkes im Zentrum der Leiste an.

und Bedeutung mit Ihnen betrachten: Wir beginnen uns im Alter von etwa 9–12 Monaten auf die eigenen Füße zu stellen. Diese Aufrichtung zum stehenden Menschen erfolgt in unserem Hüftgelenk. Es befindet sich in der Mitte der Leiste und besteht aus dem oberen kugeligen Ende unseres Oberschenkelknochens und der Gelenkpfanne des Hüftbeines. Das linke und das rechte Hüftbein bilden, wie bereits beschrieben, zusammen mit dem Kreuzbein unser Becken. Bis zum 8. Lebensjahr sollten wir beim Stehen durch die Streckfähigkeit des Hüftgelenkes ohne eine große muskuläre Anstrengung eine waagerechte Position unseres Beckens erreichen können. Leider gelingt die vollständige Aufrichtung des Beckens im Hüftgelenk bis zum erwachsenen Alter oft nicht vollständig. Durch die Kippung des Beckens nach vorne unten entsteht ein Hohlkreuz, da die bewegliche Wirbelsäule durch eine Verstärkung des Bogens im unteren Rücken uns die Aufrichtung unseres Oberkörpers mit dem Kopf ermöglicht. Der Bauch ist dann nach vorne gewölbt und beim Gehen nur von geringer Aktivität, eher ein unnötiger Ballast. Das Hüftgelenk ist durch seine dreidimensionale Beweglichkeit in der Schwungbewegung unseres Spielbeines entscheidend und ist durch die kräftige umgebende Muskulatur Zentrum der Stabilisation unseres Standbeines. Das Zusammenspiel von Oberschenkel-, Bauch- und Beckenmuskulatur sorgt für die Balance in Ihrem Hüftgelenk.

DIE BEWEGLICHKEIT DER WIRBELSÄULE

Das deutsche Wort Wirbelsäule vermittelt durch die Verwendung des statischen Begriffes »Säule« einen missverständlichen Eindruck ihrer Funktion. Unsere Wirbelsäule wandelt durch ihre große Beweglichkeit par excellence Zug- und Druckkräfte. Der Begriff Wirbelkette könnte ihre Funktion besser veranschaulichen. Diese Kette besteht von unten nach oben gesehen aus fünf Lendenwirbeln, die sich auf der Ebene des Kreuzbeines befinden. Von dort schließen sich zwölf Brust-

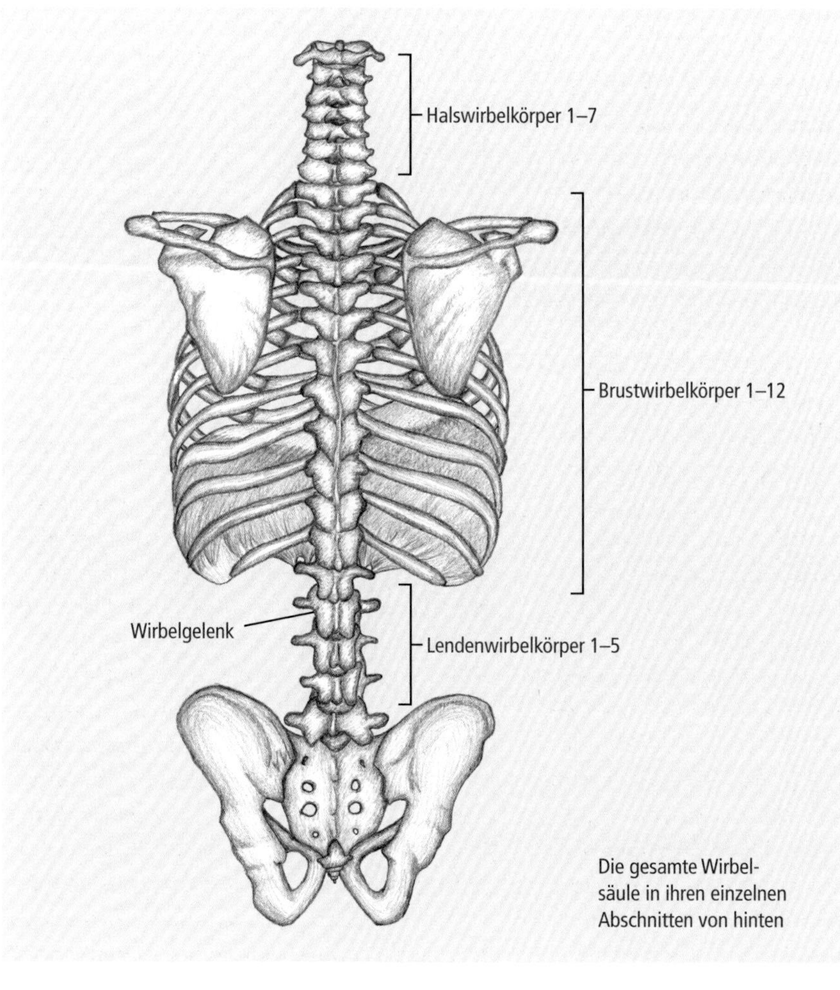

Die gesamte Wirbelsäule in ihren einzelnen Abschnitten von hinten

wirbel und sieben Halswirbel an. Die einzelnen Wirbel sind dabei von einer komplexen Band- und Muskelstruktur umgeben, die für einen sowohl stabilen als auch mobilen Zusammenhalt sorgen. Das schon beschriebene Modell der Tensegrität veranschaulicht diese Funktion der Wirbelsäule: Durch Lenkung und Wandlung der auf sie einwirkenden Kräfte findet dort ein Spannnungsausgleich statt. Die Kraft der Muskulatur wird dabei durch eine geschickte Körperkoordination in der Bewegung genutzt.

Da der Bauchraum nach oben von Ihrem Zwerchfell begrenzt wird, bilden die fünf Lendenwirbel und die vier Wirbelkörper der unteren Brustwirbelsäule (Brustwirbelsäulenkörper 8–12, die Zählung der Wirbel erfolgt von oben nach unten) funktionell eine Einheit. Beim Gehen verwinden sich Becken- und Bauchraum gegensinnig zu den Anteilen des Brustkorbes, der sich oberhalb des Zwerchfells befindet. Dazu erfahren Sie im weiteren Verlauf des Buches noch mehr. An jedem Wirbelkörper befindet sich ein rechtes und linkes Wirbelgelenk, die im Bereich der fünf Lendenwirbel vor allem Bewegungen um die Querachse zulassen. Die untere Brustwirbelsäule besitzt hingegen eine große Beweglichkeit in der Rotation um die Längsachse Ihres Körpers. Beim Gehen entstehen aus beiden Bewegungsmöglichkeiten eine Wellenbewegung von Becken und Lendenwirbelsäule und eine Rotationsbewegung der unteren und oberen Brustwirbelsäule.

Bei einem Bandscheibenvorfall, der vorwiegend in der Lenden- oder Halswirbelsäule lokalisiert ist, zerreißen die Fasern des Knorpelrings, der Kern tritt in den Wirbelkanal aus und verliert unwiederbringlich seine Wirksamkeit für die Druckstabilisation. Leider wird der Kern aber auch um das 40.–50. Lebensjahr durch Faserstrukturen ersetzt. Er verschwindet. Die Bandscheibe ist dann weniger druckstabil. Deshalb sollten Sie sich ab diesem Lebensalter gut überlegen, ob Sie Ihren Bandscheiben weiterhin schwere Lasten zumuten möchten.

UNSERE STRAPAZIERTEN BANDSCHEIBEN

Zwischen den Wirbelkörpern befinden sich Ihre Bandscheiben, die in ihrer Begrifflichkeit eher an etwas sehr Festes denken lassen. Sie sind aber keine festen Scheiben, sondern im Gegenteil auf Druck- und Zugkräfte anpassungsfähige Knorpelstrukturen mit einem feinen Faseraufbau. Sie können sich je nach Bewegung der Wirbelsäule ein wenig verformen und dienen beim Gehen auch als Stoßdämpfer. Durch sie werden die durch die Landung des Fußes auf dem Boden uns durchlaufenden Stoßwellen durch Wandlung der Kräfte gedämpft. Im Inneren der Bandscheibe befindet sich dafür in jungen Jahren ein gallertartiger weicher ovaler und flüssiger Kern, der sich nicht komprimieren lässt. Im Laufe des Tages nimmt der Flüssigkeitsgehalt dieses Kerns durch die Einwirkung der Schwerkraft, aber auch durch mangelnde Bewegung beim Stehen und Sitzen ab. Er regeneriert sich beim Liegen in der Nacht.

Um die Bandscheiben der Lendenwirbelsäule so lange wie möglich in ihrer Funktion zu erhalten, ist die Bewegung des Beckens und der gesamten Körpermitte beim Gehen, wie sie in diesem Buch beschrieben wird, von entscheidender Bedeutung. Wirken die Druck- und Zugkräfte bei der größten regelmäßigen Belastung unseres Alltags, dem Gehen, sinnvoll auf die Bandscheiben ein, ist ein guter Stoffwechsel und damit eine stetige Versorgung der Fasern der Bandscheiben gewährleistet. Ein guter Verdauungsvorgang in unserem Darm ist ebenfalls für die Gesundheit der Bandscheiben wichtig, da auch dort große Kräfte durch das Entstehen von Gasen, den Transport des Verdauungsbreis oder durch vorhandene kleine Entzündungen

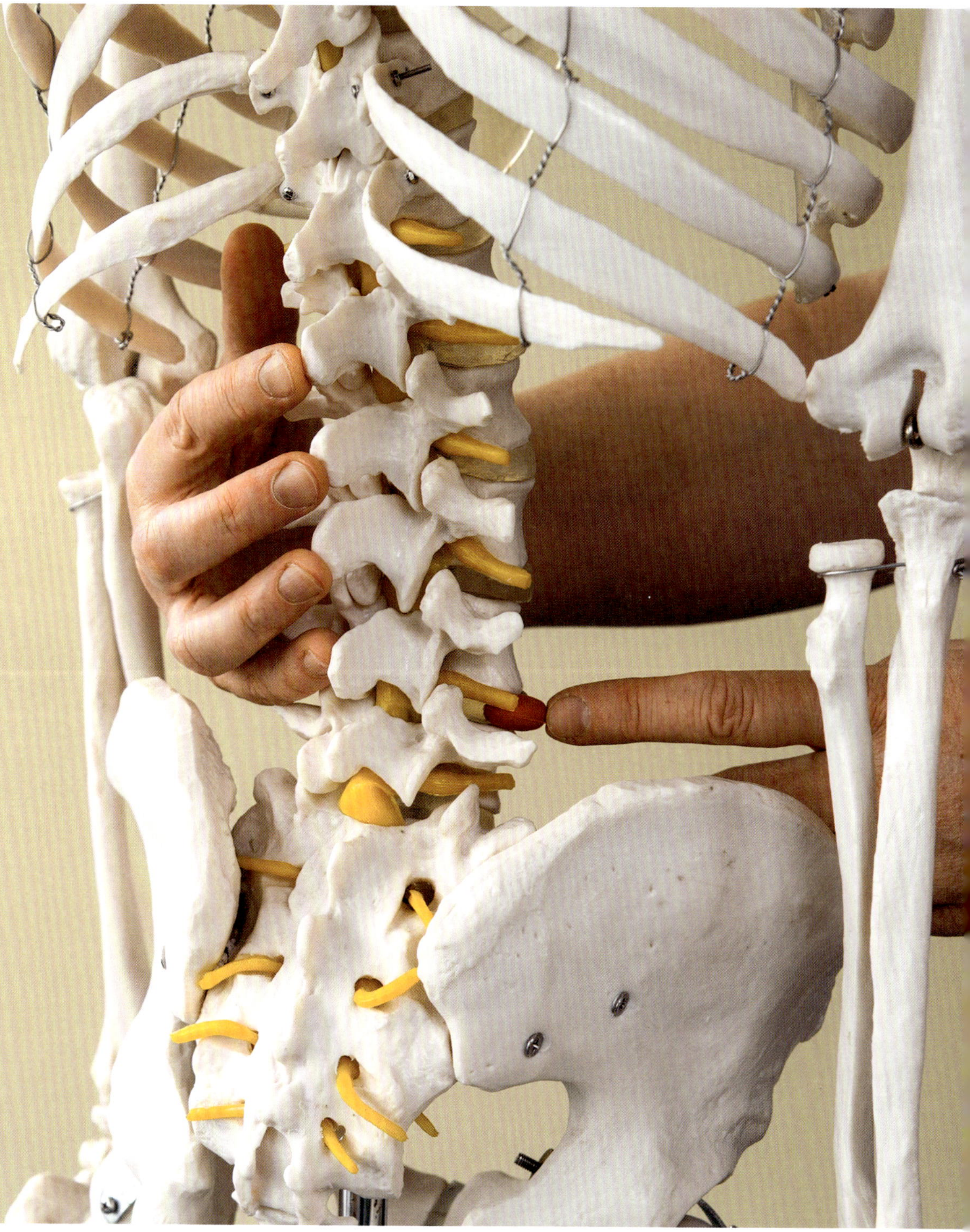

Bandscheibenvorfälle sind äußerst schmerzhaft.

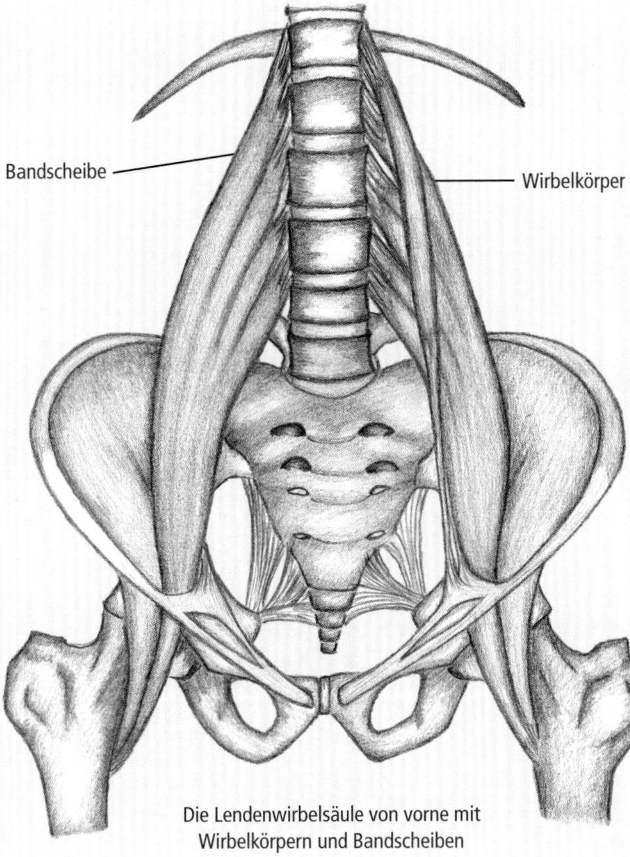

Die Lendenwirbelsäule von vorne mit Wirbelkörpern und Bandscheiben

auf unsere Wirbelsäule mit ihren Bandscheiben wirken.

Alle Organe des Bauchraums sind mit Häuten, den sogenannten Faszien, mit der Wirbelsäule verbunden. Auch einer der mächtigsten Muskeln des Körpers, der linke und rechte Hüftbeuger *(Musculus iliopsoas)* ist durch seine seitliche Befestigung an der Lendenwirbelsäule entscheidend. Die meisten Wirbelkörper und Bandscheiben des unteren Rückens werden durch ihn unterstützt. Deshalb stellen Veränderungen im Gewebe und daraus resultierende Rückenschmerzen immer ein Ungleichgewicht von einwirkenden Zug- und Druckkräften dar. Ein weiterer Grund, Ihre Körpermitte beim Gehen sinnvoll zu bewegen!

DAS »ERSPÜREN« DES UNTEREN RÜCKENS

Legen Sie sich, wenn es Ihnen schmerzfrei möglich ist, mit ausgestreckten Beinen auf eine Decke oder eine Matte auf den Boden. Legen Sie Ihre Hände flach mit auf dem Boden entspannten Ellenbogen auf Ihren Bauch. Beginnen Sie mit einem Moment des Rückzugs. Nehmen Sie wahr, welche Bauchspannung vorhanden ist. Beginnen Sie dann mit der Wahrnehmung der Rückseite. Wie geht es Ihrem unteren Rücken? Wie empfinden Sie die Auflagepunkte des Beckens mit dem Kreuzbein und den beiden Hüftbeinen, der Basis Ihrer Wirbelsäule? Registrieren Sie anschließend den Abstand Ihrer Lendenwirbelsäule zum Boden. Auch die Auflage des unteren Teils der Brustwirbelsäule mit den unteren Rippen ist von Interesse. Wie viel Abstand besteht zum Boden, wo liegen Sie auf?

Stellen Sie jetzt Ihre Füße parallel mit angewinkelten Knien auf den Boden. Ihre Füße zeigen geradeaus und sind ungefähr hüftbreit auseinandergestellt. Sie spüren die ganze Fußsohle mit den Zehen auf dem Boden. Ihre Knie befinden sich in einer Linie mit Ihren Füßen und haben den gleichen Abstand wie Ihre Füße. Sie sind nicht nach innen oder außen gekippt. Legen Sie zur Wahrnehmung der Veränderung der Bauchspannung Ihre Hände in den Bereich zwischen Schambein und Bauchnabel. Wie hat sich nun der Abstand des unteren Teils der Wirbelsäule zum Boden durch das Anstellen der Beine verändert? Nehmen Sie auch wieder die Auflage Ihrer Beckenknochen wahr. Durch das Aufstellen unserer Beine vollzieht unser Becken eine Einrollbewegung um die Querachse. Dadurch wird die Wirbelkette des unteren Rückens in Richtung Boden gezogen. Der Bauch gewinnt ein wenig mehr Spannung → 1.

Stellen Sie sich jetzt Ihr Becken als eine große Kugel vor. Rollen Sie die Kugel Ihres Beckens sehr langsam ein winziges bisschen weiter ein → 2. Dadurch gleiten die im besten Falle gut beweglichen Wirbel möglichst sanft auf den Boden. Sie nehmen jetzt in der Mitte die knöchernen Dornfortsätze der Wirbelsäule wahr. Die Bauchspannung nimmt weiter zu. Mit den Rollbewegungen des Beckens verändert sich die Auflage des Rückens auf dem Boden.

Kombinieren Sie die Bewegung mit Ihrem Atem. Am Anfang atmen Sie so aus und ein, wie es Ihnen am leichtesten fällt. Wenn sich ein lockerer Bewegungsfluss eingestellt hat, versuchen Sie, gleichzeitig einzuatmen und einzurollen. Ihr Bauch sollte sich noch ausdehnen können, obwohl sich die Strecke zwischen Schambein und Brustbein verkürzt hat. Durch das Einatmen bewegt sich Ihr Zwerchfell in Richtung Becken und verdrängt Ihre Bauchorgane in alle Richtungen. Ihre unteren Wirbel und die untersten zwei freien Rippen gleiten durch die Drucksteigerung im Bauchraum zum Boden. Es entsteht ein breites Auflagegefühl auf beiden Seiten der Lendenwirbelsäule und im unteren Rippenbereich.

Atmen Sie anschließend aus und kehren Sie wieder zurück in den kleinen hohlen Bogen. Wiederholen Sie die Übung so lange, bis sich eine rhythmisch fließende und weiche Bewegung einstellt. Sie können sich die Bewegung als Ausrollen eines Teigs mit einem Nudelholz unter Ihrem Kreuzbein vorstellen oder als hinauf- und hinabfließendes Wasser an einem flachen Sandstrand. Bevor Sie aufstehen, erspüren Sie noch einmal die Auflagefläche Ihres Rückens, indem Sie die Beine ausstrecken. Hat sich etwas verändert? Im Idealfall konnte Ihr unterer Rücken Regeneration erfahren. Gehen Sie los. Spüren Sie beim Gehen die Ein- und Ausrollbewegung des Beckens und die Schwingung des unteren Teils Ihrer Wirbelsäule? Oder verändert sich die Haltung der Körpermitte nicht? Gehen nur Ihre Beine? In der Bewusstwerdung all dieser Prozesse, die im Normalfall unbemerkt von uns ablaufen, können wir durch die Schulung unserer Wahrnehmung Änderungen vollziehen.

Tief durchatmen bitte!

Sie stehen aufrecht, die Beine hüftbreit. Legen Sie Ihre Hände auf den unteren Bauch. Atmen Sie jetzt tief ein, sodass sich der Bauch leicht vorwölbt. Indem Sie nun die Luft langsam durch die leicht geschlossenen Lippen ausströmen lassen, aktivieren Sie Ihr Zwerchfell. Führen Sie die Übung 3-mal durch. So können Sie zwischendurch zur Ruhe kommen.

1

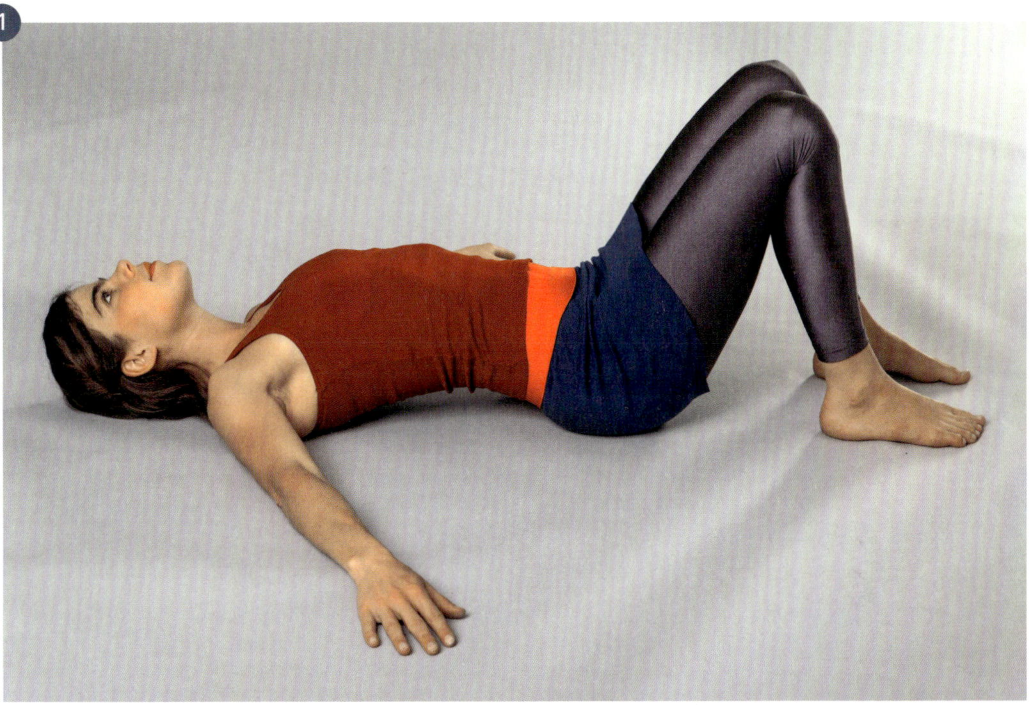

Stellen wir die Beine auf, bleibt der Abstand zwischen Rücken und Boden bestehen.

2

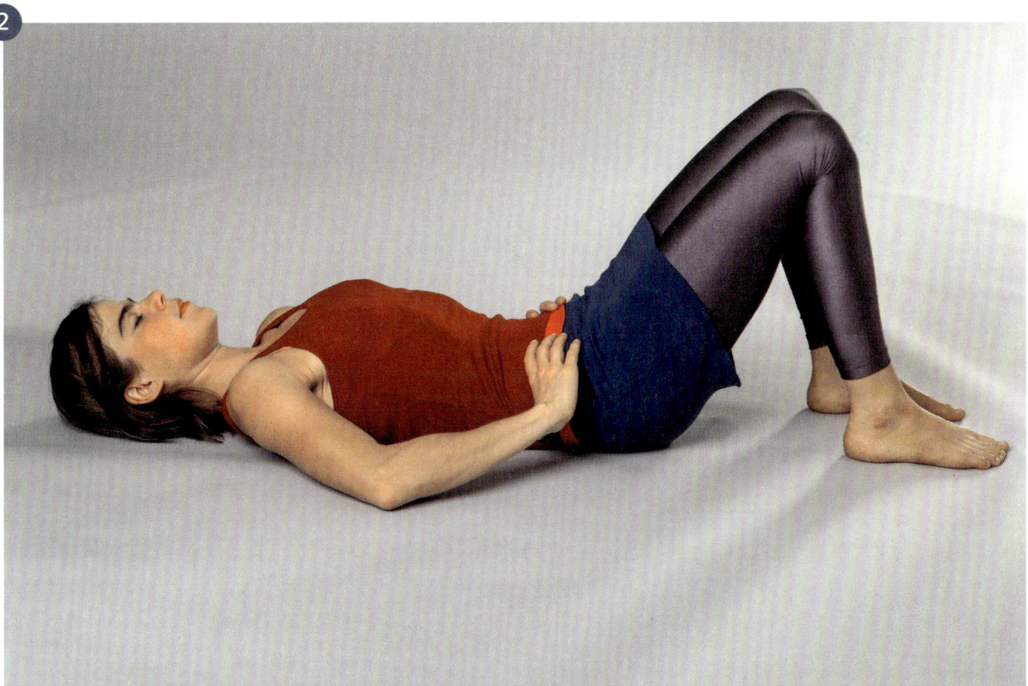

Durch bewusste Aktivierung der Muskeln können wir den Abstand zwischen Rücken und Boden verringern.

Kraft aus der Mitte gewinnen

Die größten und kräftigsten Muskeln unseres Körpers bilden die eindrucksvolle Kraft der Körpermitte. Indem wir unsere Mitte stärken, kann es uns gelingen, den Körper in seiner Ganzheit zu kräftigen und ein (neues) Gleichgewicht herzustellen.

Die starken Muskelflächen unserer Körpermitte

Die kräftige Muskulatur unserer Körpermitte besteht aus im Becken gelegenen, nicht tastbaren Muskeln und äußeren gut mit den Händen wahrnehmbaren Muskelflächen auf der Außenseite der Beckenknochen, des unteren Rückens und des Bauches.

Ich beginne mit den das Becken von innen auskleidenden Muskeln und hier wiederum mit dem kräftigsten dieser Muskeln, dem Hüftbeuger, bestehend aus dem Musculus iliopsoas und dem Musculus iliacus. Da die Anatomie der Menschen kleine individuelle Unterschiede aufweist, sehen Sie in Klammern gesetzt eventuelle Abweichungen der Befestigung von Muskeln.

Die mächtige Hüftbeugemuskulatur zieht sich von den Seiten der Lendenwirbelkörper 5 (4) bis 1 und dem Wirbelkörper 12, dem untersten Brustwirbelkörper, mit der untersten Rippe über das Hüftgelenk zur Innenseite des Oberschenkelknochens *(M. iliopsoas)*. Ein weiterer Teil entspringt an der Innenseite der Darmbeinschaufel, einem Teil Ihres Hüftbeines, und zieht ebenfalls zum gleichen Ansatz am Oberschenkel, dem kleinen sogenannten Rollhügel.

MIT DYNAMIK DEN BAUCH BEWEGEN

Durch ihren Verlauf verbindet der Hüftbeuger durch Ihre Eingeweide hindurch die Rückseite des Körpers mit der Vorderseite. Die Hüftbeugemuskulatur ist in ihrer Funktion ein integraler Bestandteil des Beines, da sie beim Gehen als kräftigster Muskel für den Schwung des Spielbeines nach vorne sorgt. Dabei können Sie sich die Kraft nicht nur im Sinne eines großen Muskelumfangs oder einer starken Muskelkontraktion vorstellen. Nein, der Schwung entsteht vor allem durch den Verlauf des Muskels. Stellen Sie sich diese Muskulatur als ein linkes und rechtes Schaukelseil für Ihre zwei nach unten hängenden Beine vor. Erin-

Schwingen wie Schaukelseile

Bleiben wir im Bild: Damit die zwei Schaukelseile, Ihre Hüftbeugemuskulatur, Elastizität und Kraft entfalten können, damit sich Ihre gesamte Körpermitte sinnvoll bewegen kann und der untere Rücken mit seinen Bandscheiben gesund erhalten bleibt, ist die Dehnfähigkeit der Muskulatur entscheidend. Ab dem Zeitpunkt des ersten Fersenkontaktes des auftretenden Fußes, bei dem das Bein sich in all seinen großen Gelenken noch in einer Beugestellung befindet, öffnet und streckt sich Ihr Hüftgelenk durch die Vorwärtsbewegung des Körpers über dem stehenden Fuß zunehmend. Die größte Streckung wird zum Schluss der Standbeinphase erreicht, kurz bevor Ihre Ferse sich wieder vom Boden abhebt. Becken, Oberkörper und Kopf sind in diesem Moment im Vergleich zu Ihrem hinten stehenden Fuß am weitesten voraus.

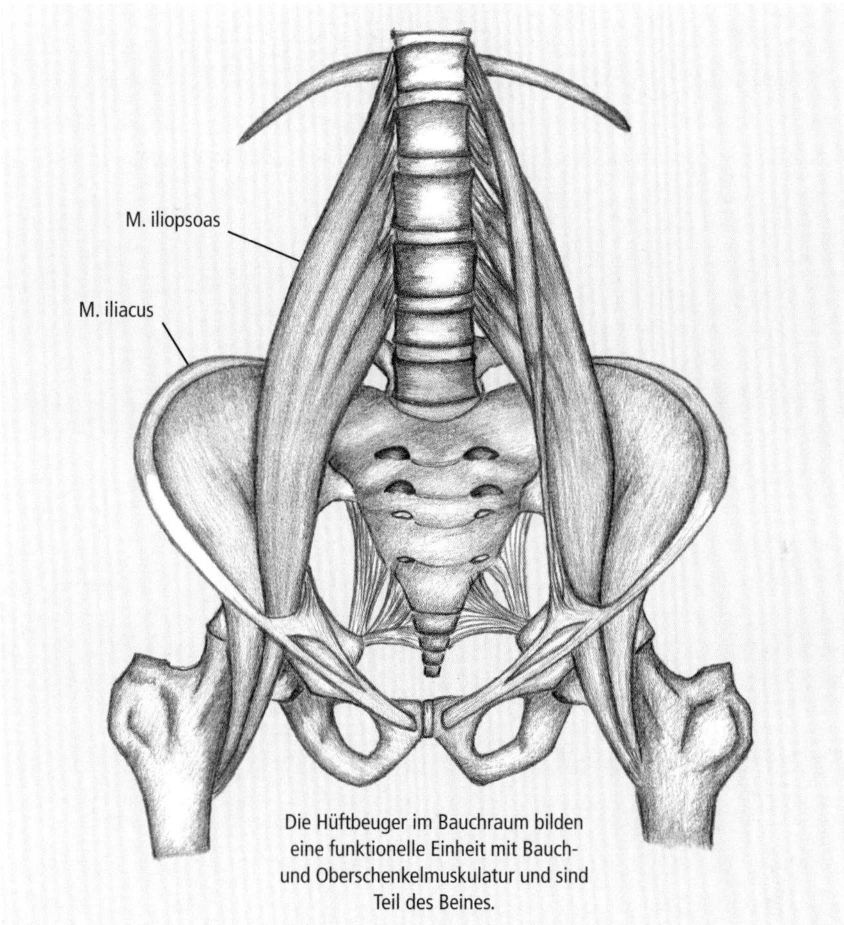

Die Hüftbeuger im Bauchraum bilden eine funktionelle Einheit mit Bauch- und Oberschenkelmuskulatur und sind Teil des Beines.

nern Sie sich dazu an das Schaukeln in Ihrer Kinderzeit? Am Anfang benötigt man einen hohen Energieaufwand, um die Schaukel in Schwingung zu versetzen. Wenn man dann erst mal richtig ins Schaukeln gekommen ist, wird der Energieaufwand geringer, weil es reicht, den Schwung im richtigen Moment mit einem kleinen Impuls zu unterstützen und ihn nicht zu unterbrechen. Das gleiche Prinzip nutzen Sie beim Gehen. Je weniger neue Energie Sie Schritt für Schritt benötigen, je günstiger sich Hüftbeuger und Körpermitte im Sinne des Schwungs bewegen, desto leichter wird es für Sie. Ihr Gang wird dadurch dynamisch, Ihr Bauch von innen und außen bewegt.

Wenn die Streckfähigkeit in Ihrem Hüftgelenk ausreicht, kann sich Ihr Becken ab dem Moment der Ablösung der Ferse in eine zunehmend waagerechte Position begeben. Ihr Beckenboden und Ihre Bauchmuskeln können aktiviert werden. Ihr Bauch erscheint wesentlich vorteilhafter. Ist hingegen keine vollständige Streckung des Hüftgelenkes möglich, kann Ihr Schwungbein nicht aus dem Becken heraus schwingen. Es muss mit mehr Mühe nach oben gehoben und nach vorn gestellt werden. Ihr Bauch erscheint dabei dicker, als er in Wirklichkeit ist, da die Bauchorgane durch die gekippte Beckenstellung nach vorn gezogen werden.

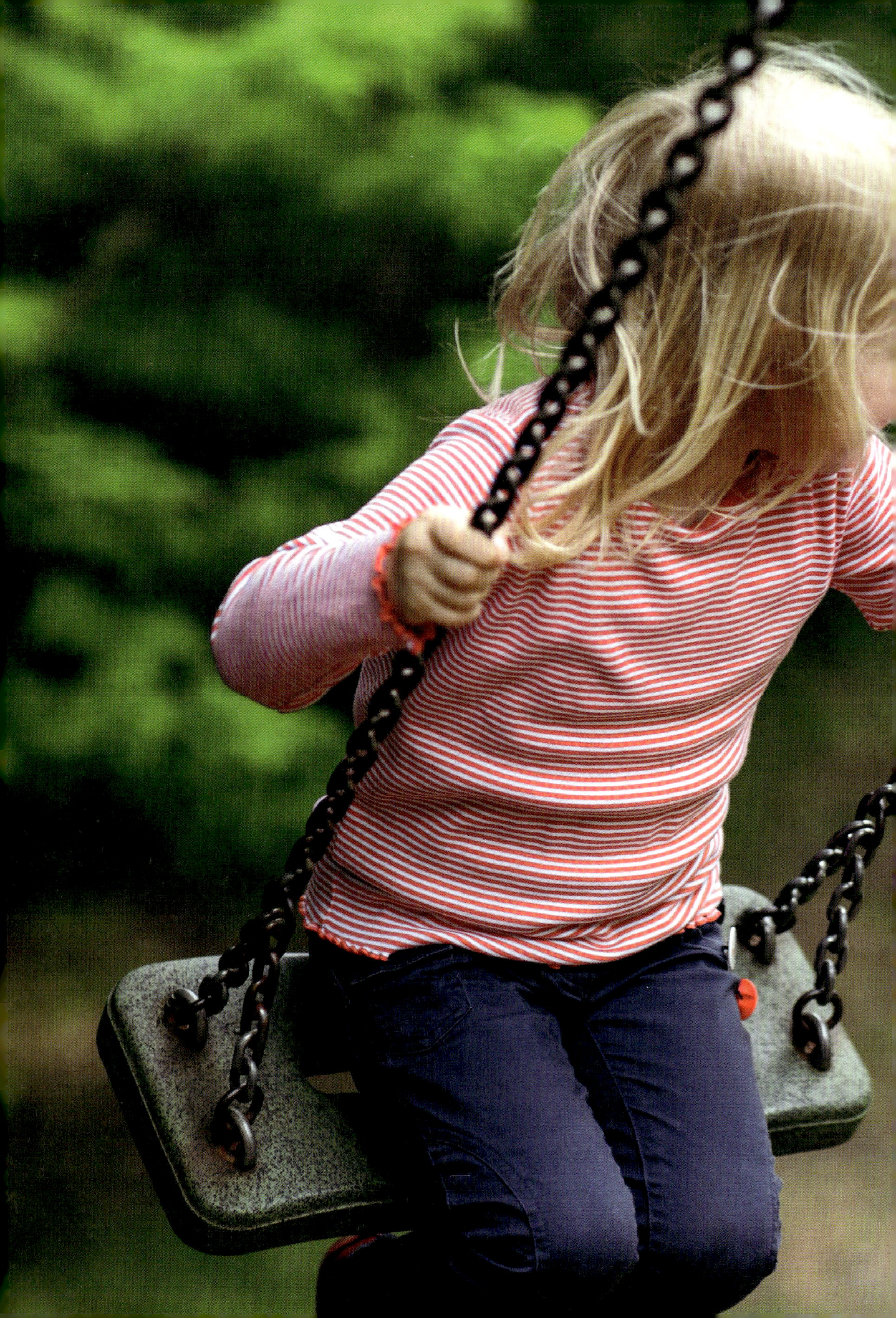

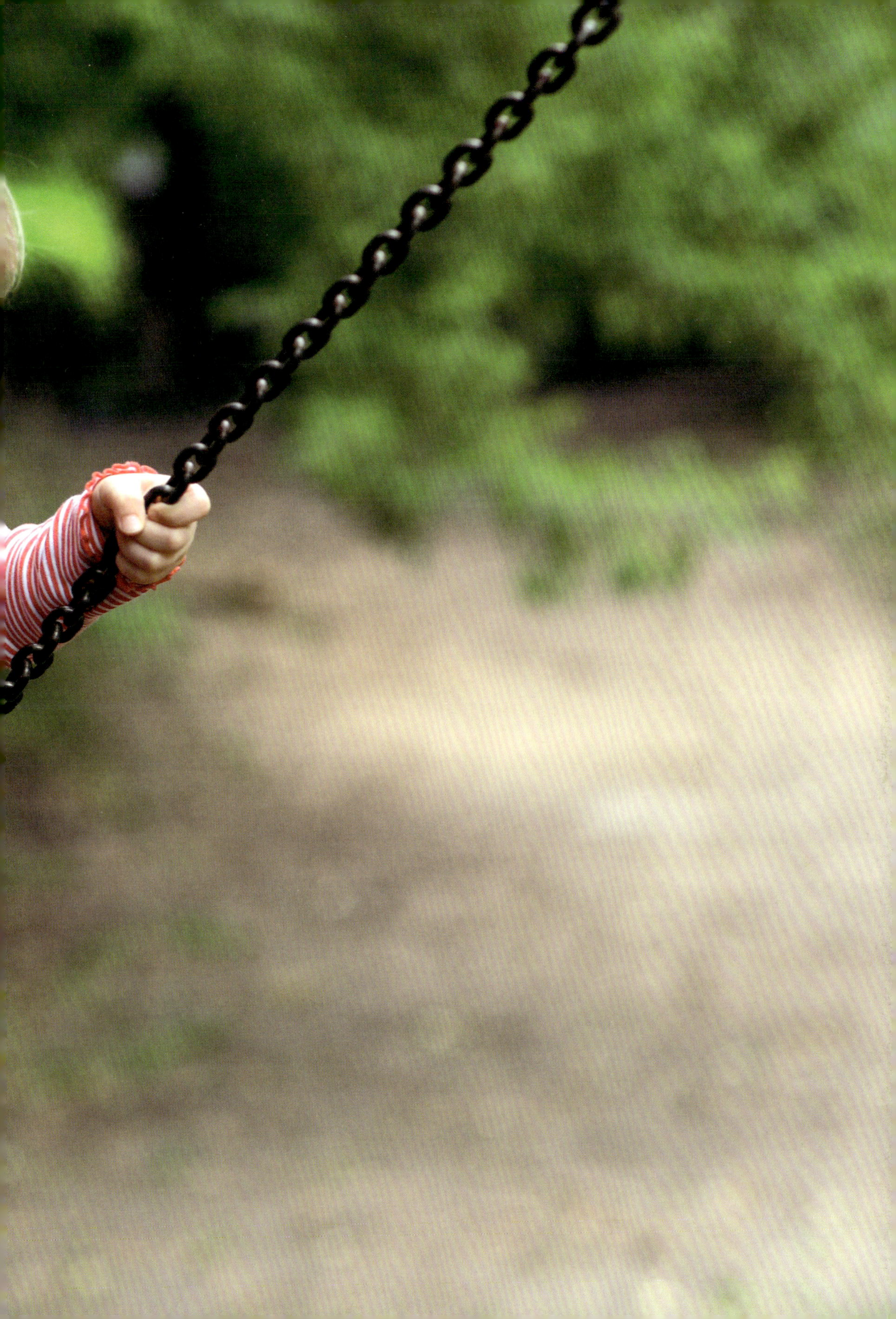

DIE STRECKFÄHIGKEIT DER HÜFTBEUGEMUSKULATUR

Legen Sie sich auf den Rücken. Ziehen Sie beide Beine mit den Knien zum Bauch. Die Knie zeigen zu Ihren Schultern, nicht zu Ihrer Nase. Der Zwischenraum im Bereich Ihres unteren Rückens ist verschwunden, da sich Ihr Becken nach hinten unten gedreht hat. Halten Sie jetzt ein Bein fest an Ihren Bauch gedrückt, um die gute Auflage des unteren Rückens am Boden zu gewährleisten →1. Das andere Bein stellen Sie nun mit angewinkelten Knien auf den Boden. Lassen Sie den Fuß des abgestellten Beines langsam über den Boden nach unten gleiten →2. Beobachten Sie sich: Können Sie Ihr gestrecktes Bein komplett auf den Boden legen, ohne dass sich die Auflagefläche des unteren Rückens verändert und Ihr Becken mit dem am Bauch angewinkelten Bein nach vorne kippt? Ist Ihr Kniegelenk gestreckt und dem Boden nah? Ist Ihre Hüftbeugemuskulatur dehnfähig genug, kann sie für Schwung aus der Körpermitte sorgen?

Ziehen Sie jetzt Ihre Ferse unter stetigem Bodenkontakt wieder zehn Zentimeter zurück in einen leicht angewinkelten Zustand des Kniegelenkes. Die Körpervorderseite verkürzt sich im

1

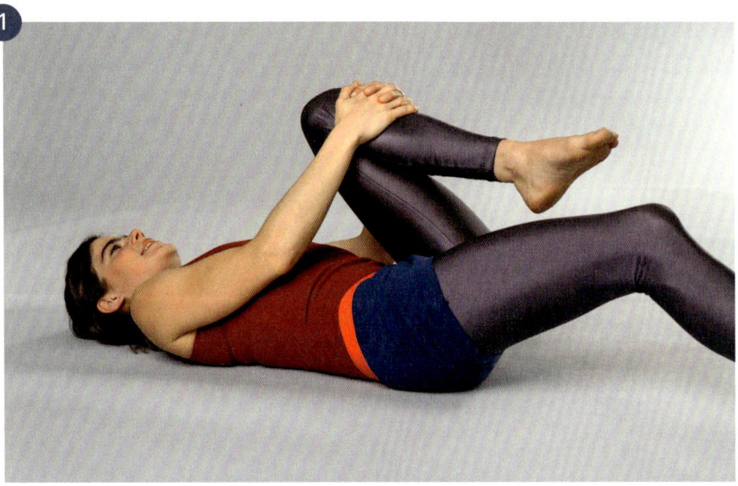

2

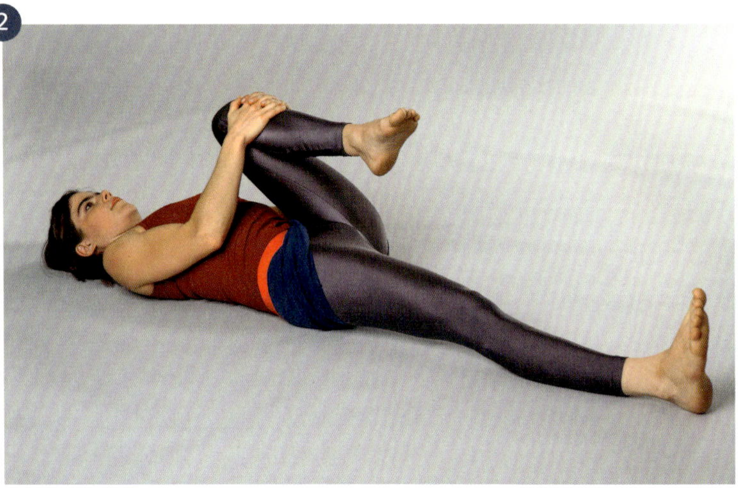

Gelingt die Streckung des Beines, während das andere angezogen wird?

Bereich Ihrer Leiste und des darunter gelegenen Hüftgelenkes. Anschließend gleiten Sie mit dem Fuß wieder nach unten zurück. Das Bein streckt sich. Beobachten Sie, wie viel Zuggefühl über Leiste, Hüftgelenk und die Vorderseite des Oberschenkels entsteht und wie weit sich Ihr Bein in die Länge bewegen lässt. Können Sie die Kniekehle noch ein bisschen weiter zur Unterlage bringen? Kann sich Ihr gestrecktes Bein auf der Rückseite zur Ferse hin verlängern?

Wiederholen Sie mehrmals rhythmisch die beschriebene Bewegung, bevor Sie mit dem anderen Bein üben. Stellen Sie sich die Beuge- und Streckbewegung des Beines beim Gehen vor.

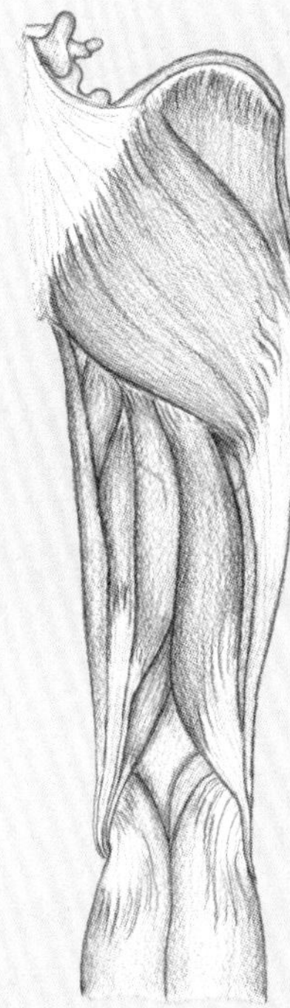

Teil des rechten Beines mit seiner stabilisierenden Gesäßmuskulatur von hinten

DIE MUSKULATUR IHRER HÜFTBEINE

An der Außen- und an der Rückseite des Beckens befinden sich sehr kräftige Muskeln (*M. glutaeus maximus, medius* und *minimus*) zur Stabilisation Ihres Körpers in der Standbeinphase. Sie sind mit noch weiteren Beckenmuskeln, den Außenrotatoren, die unterhalb Ihres Gesäßes in einer tieferen Schicht an der hinteren Rückseite des Oberschenkels befestigt sind und wieder, wie bei der Hüftbeugemuskulatur, das Innere Ihres Beckens auskleiden, funktionell verbunden. Diese Muskeln sind für das Gleichgewicht auf dem Standbein und damit für eine gleichmäßige und ausgewogene Belastung Ihrer Beine und Füße verantwortlich. Fuß- und Knieprobleme beginnen dort, da eine fehlende Balance der Körpermitte beim Gehen für seitwärts wirkende Kräfte auf die Knie sorgt. Verformungen der Füße und Knieprobleme sind dann vorprogrammiert. Lesen Sie dazu meine Bücher »Gesunde Knie – ein Leben lang«, »Erste Hilfe für die Füße« und »Hallux valgus – die besten Übungen zur Selbsthilfe«, ebenfalls im herbig Verlag erschienen (s. Literaturempfehlungen S. 122).

Um die stabilisierende Kraft der beschriebenen Muskeln wahrzunehmen, stehen Sie einmal auf und gehen Sie ein paar Schritte. Legen Sie Ihre Hände auf den Po. Sie spüren die Anspannung der Muskulatur auf der Standbeinseite und die Entspannung auf der Spielbeinseite. Beim Gehen wechseln Stand- und Spielbein sehr schnell. Deshalb ist ein längerer Einbeinstand eine Herausforderung für die Kraft Ihrer stabilisierenden Muskulatur und gleichzeitiges Krafttraining der beschriebenen Muskeln Ihres Beckens. Stehen Sie ein bisschen länger, können Sie vor allem auf der Außenseite die Anstrengung der Muskeln bei der Ausführung des Einbeinstands gut wahrnehmen. Heben Sie für dieses Experiment ein Bein an und halten Sie es vor sich in der Luft, als ob Sie einen Schritt eine Treppe hinauf machen wollten. Lassen Sie den Fuß und das Knie der Standbeinseite geradeaus zeigen. Das Becken stellt sich in einen funktionellen Schiefstand: Auf der Spielbeinseite

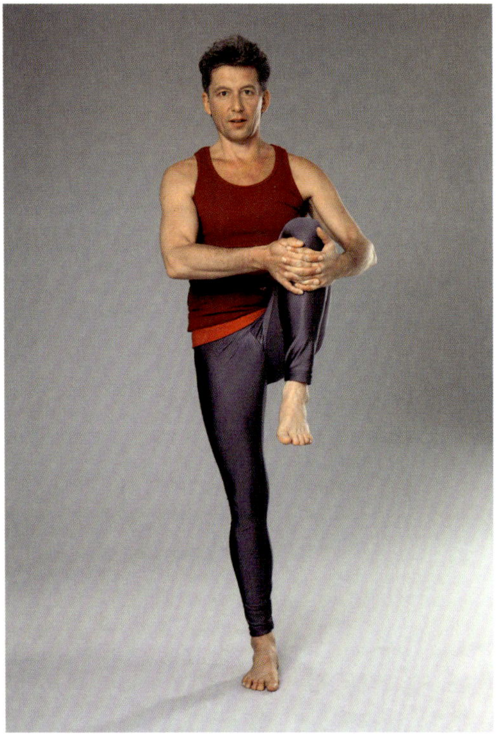

Bei stabiler Mitte ist auch der Einbeinstand kein Problem.

ist das Becken angehoben und steht höher als auf der Standbeinseite. Spannen Sie den Bauch in einer kleinen Einrollbewegung des Beckens ein bisschen an. Der Bauchnabel zieht ein wenig nach innen. Damit sorgen Sie für eine größere Effizienz der Haltearbeit auf dem Standbein.

DER BECKENBODEN

Die Fähigkeit des Beckenbodens, sich zusammenzuziehen oder sich zu entspannen, ist für unser Gefühl des inneren Getragenseins, für Bewegungsdynamik beim Gehen, für eine erfüllte Sexualität, unter der Geburt eines Kindes und für alle Ausscheidungsprozesse von Bedeutung. Funktionell arbeitet er mit allen anderen Muskeln unserer Körpermitte zusammen und ist aufgrund seiner Lage der Urgrund, unsere Basis. Der Beckenboden kleidet dazu den unteren Beckenausgang mit seinen Öffnungen dreidimensional aus. Sie können sich ihn wie einen Kelch oder Trichter vorstellen. Dieser besteht aus drei Muskelschichten, längs, quer und schlaufenförmig, und vielen Bindegewebsfasern. Dabei liegen die Halt gebenden innersten Schichten wesentlich höher als die äußeren oberflächlichen, welche die Körperöffnungen umschließen. Den tiefsten Punkt im Beckenboden bildet der Damm. Dorthin ziehen kelchförmig alle Fasern der Muskelschichten und bilden ein kräftiges Zentrum.

Bei erhöhtem Bauchdruck, wie es beim Niesen, Singen, Heben, Hüpfen oder dem Gehen der Fall ist, werden hohe Belastungen nach unten hin abgefedert, Druck wird in Zug gewandelt.

Ertasten Sie für Ihre Wahrnehmung Steißbein, beide Sitzbeinhöcker und Ihre beiden unteren und oberen Schambeinäste und versuchen Sie, Ihren Beckenboden in die Breite und Tiefe zu entspannen. Dadurch öffnet sich das untere Ende Ihres Beckens in die Breite, ein Gefühl des inneren Absinkens und Loslassens. Ist Muskulatur entspannt, ist es leicht, das Gegenteil, die Anspannung wahrzunehmen. Ziehen Sie dafür Ihre Sitzbeinhöcker zusammen und stellen Sie sich gleichzeitig eine Bewegung nach vorne oben vor. Ähnlich wie das Zuziehen des Reißverschlusses Ihrer Hose. Ihr Becken wird sich durch

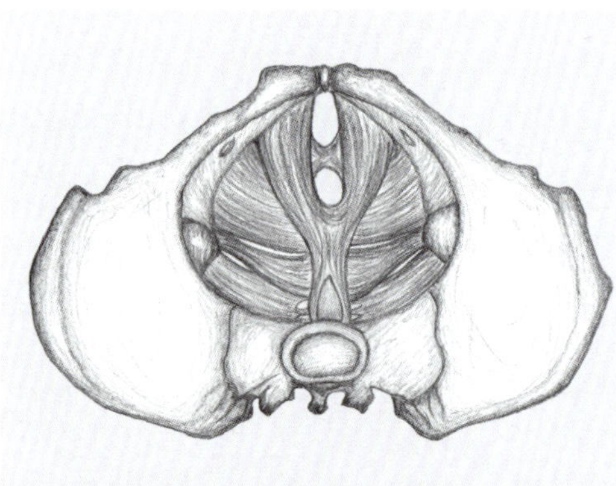

Blick von oben in den Beckenboden

EXTRA:
DIE TIEFEN STRUKTUREN ERSPÜREN

Im Alltag geht uns oft der Blick auf den eigenen Körper, seine Strukturen und Empfindlichkeiten verloren, alles muss schnell gehen. Mit gezielten Übungen zurück zur Mitte zu finden, ist das Thema dieses Buches. Natürlich gibt es viele weitere Techniken, sprechen möchte ich hier noch über die CANTIENICA®-Methode.
Entwickelt wurde sie von Benita Cantieni. Sie widmete ihre Arbeit dem Beckenboden und erkannte, dass die gesamte Bewegungsfähigkeit ohne Schmerzen von der Integration der Beckenboden-, Becken- und Hüftmuskulatur in alle Bewegungsabläufe abhängt.
Benita Cantieni lehrt, dass alle Bänder, Sehnen, Muskeln, Organe und Gelenke des Menschen in Bewegung bleiben müssen, um ein geschmeidiges »Miteinander« zu erhalten. Dabei liegt die Konzentration auf der Auf- und Ausrichtung des Beckens, denn der Beckenstand ist entscheidend für die Haltung des gesamten Körpers.
Auch bei dieser Methode ist es wichtig, dass es explizit nicht um Leistung und sichtbare Fitness (wir denken an den Waschbrettbrauch!) geht, sondern um die Stärkung aller inneren Strukturen. Diese sind zunächst weniger sichtbar, sie zeigen sich vielmehr auf Dauer in unserer Haltung und Aufrichtung. Gestärkt wird unsere Tiefenmuskulatur.
Die CANTIENICA®-Methode schult unsere Aufmerksamkeit und bringt uns zurück zur Konzentration auf unsere Mitte. Sollten Sie sich nach der Lektüre dieses Buches noch intensiver mit diesem Thema beschäftigen wollen, lohnt ein Blick auf diesen Ansatz.

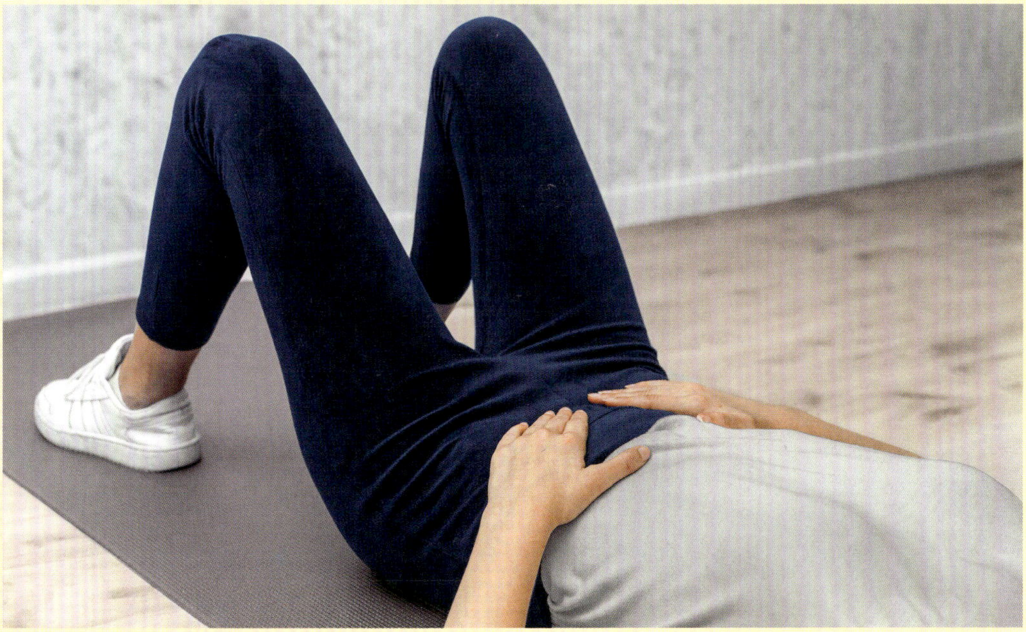

die Anspannung des Beckenbodens ein wenig aufrichten und beim Loslassen etwas nach vorne neigen. Beim Gehen findet zwischen Stand- und Spielbeinseite ein komplexes Zusammenspiel der verschiedenen Muskelschichten statt.

DIE BAUCH- UND RÜCKEN-MUSKULATUR

Funktionell bilden Beckenboden, Bauch- und Rückenmuskeln und die schon beschriebene Hüftbeugemuskulatur eine Einheit. Entscheidend ist das Zusammenspiel in den unterschiedlichen Situationen unseres Alltags, Liegen, Sitzen, Stehen und Gehen. Beim Gehen folgt die Muskulatur den Bewegungen des Beckens auf dem Hüftgelenk und ist Kraftzentrum und Ausgangspunkt für die Balance auf der Standbeinseite und den Schwung auf der Spielbeinseite. Die Ausgewogenheit der Spannung aller Muskeln der Körpermitte sorgt für eine zentrierte Aufrichtung und Beweglichkeit aus der Mitte. Unsere Bauchmuskulatur besteht dabei wie der Beckenboden aus drei Schichten. Sie lassen sich auch nach der Lage in einen vorderen, seitlichen und hinteren Anteil beschreiben und werden Bauchwandmuskeln genannt.

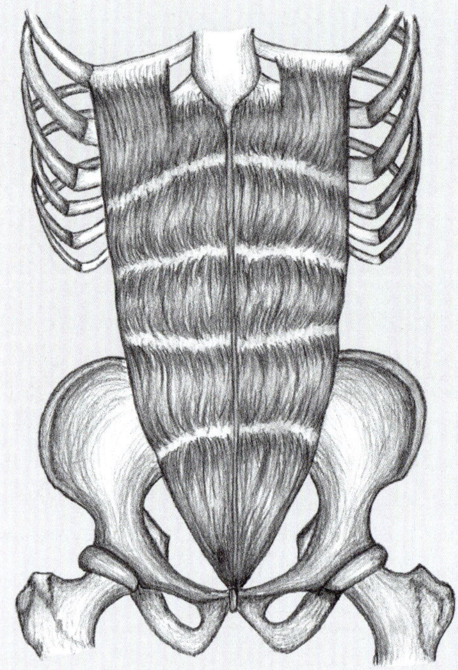

Die gerade Bauchmuskulatur mit den quer verlaufenden sehnigen Verbindungen

Nehmen Sie sich erneut Zeit, Ihr Wissen und Ihr Verständnis nach meinen Beschreibungen der Lage und Funktion der anatomischen Strukturen in ein praktisches Erspüren und Ertasten umzusetzen. Dies wird sich bei der Wahrnehmung und Integration in Übung und Alltag als sehr hilfreich erweisen. Sie gehen auf Entdeckungs- und Forschungsreise zu sich selbst und Ihrem Körper. Das könnte lohnender und interessanter als jede Kreuzfahrt oder Urlaubsbesichtigung sein. Entdecken Sie Ihr eigenes Universum!

Braucht es den Waschbrettbauch?

Ein nach Modeidealen attraktiver Bauch ist nicht unbedingt ein funktioneller, beweglicher und ausdrucksstarker Bauch. Ein bisschen Fett als Vorrat für Notzeiten wie einer längeren Erkrankung kann von Nutzen sein. Ein Zuviel an Vorratsspeicherung aus Angst, in der Not nichts mehr zu haben, oder als Isolationsschicht für unser Zuhause im Bauch ist belastend und Bedarf ständiger Pflege und Sorge. Es muss trotzdem nicht gleich das Waschbrett sein!

Die vordere Bauchwand

Ich beginne bei meinen Beschreibungen mit der vorderen Bauchwand. Dort zieht der gerade Bauchmuskel *(M. rectus abdominis, M. pyrami-*

dalis) links und rechts der Mitte Ihrer beiden Körperseiten von der Brustbeinspitze und dort ansetzenden Rippen zum Schambein. Er ist in sich durch drei bis vier sehnig-bindegewebige Züge quer und längs ebenfalls durch eine bindegewebige Linie *(Linea alba)* in einen rechten und linken Verlauf unterteilt.

Bei nur sehr wenig vorhandenem Fettgewebe wird dies als sogenannter Waschbrettbauch sichtbar. Dieser wird inzwischen oft von Männern und Frauen als Zeichen der Kraft und Attraktivität trainiert. Wichtiger ist aber seine Beweglichkeit in Spannungsaufbau und -abbau bei der Wellenbewegung des Beckens im Gehen. Sollten Rücken- und Bauchmuskulatur ein Zuviel an Spannung besitzen oder unausgewogen miteinander kommunizieren, wirkt der Gang steif und angespannt.

Legen Sie sich auf den Rücken. Ziehen Sie beide Beine mit gebeugten Knien zu Ihrem Brustbein. Ziehen Sie die Knie dabei ein bisschen weiter an, als es für Sie im ersten Moment angenehm erscheint. Halten Sie Ihre Knie nicht mit Ihren Händen fest. Lassen Sie langsam wieder ein klein wenig los und ziehen Sie wieder ein bisschen an. Sie spüren jetzt den Verlauf der geraden Bauchmuskulatur.

Die schräge oder diagonale Bauchmuskulatur

Ihre Bauchmuskulatur besteht neben den bereits beschriebenen geraden Verläufen in einer nächsten, tieferen Schicht aus schräg angeordneten Muskeln, die sich in zwei Diagonalen überkreuzen. Der äußere schräge Bauchmuskel *(M. obliquus externus abdominis)* läuft von den Außenseiten der Rippen 5–12 von oben hinten diagonal zur Mittellinie *(Linea alba)* des Bauches und weiter bis nach unten zur Schaufel des Darmbeines, dem weit ausladenden oberen Ende des Hüftbeines. Sie können ihn sich ein bisschen als ein großes V auf Ihrem Bauch vorstellen. Der innere schräge Bauchmuskel *(M. obliquus internus abdominis)* ist

Mit dieser Übung spüren Sie durch das Heranziehen der Beine die Arbeit Ihrer Bauchmuskulatur.

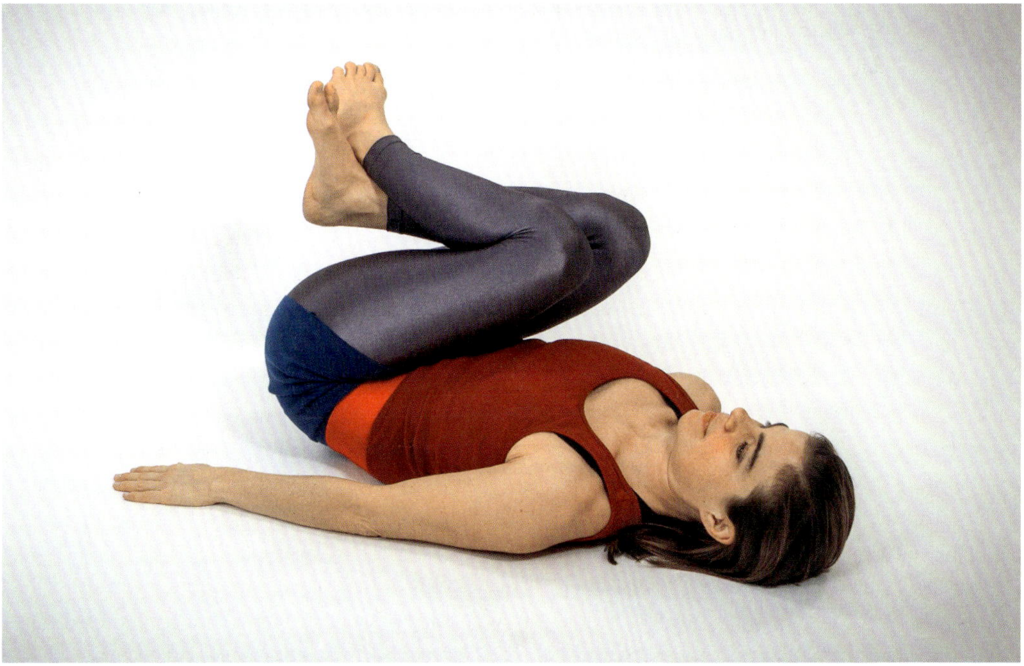

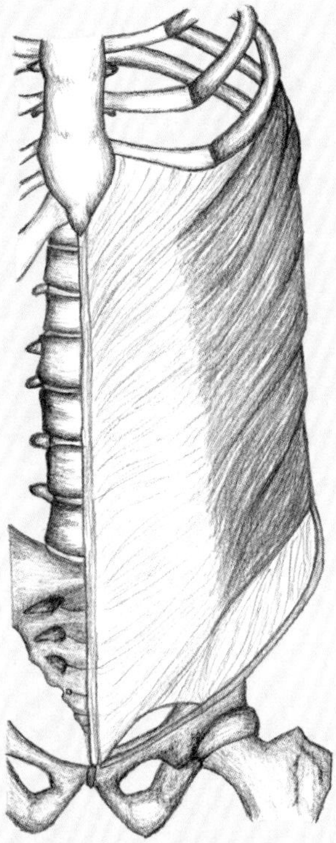

Der äußere schräge Bauchmuskel verläuft von Ihren Rippen oben außen zur Mitte nach innen unten zum Becken.

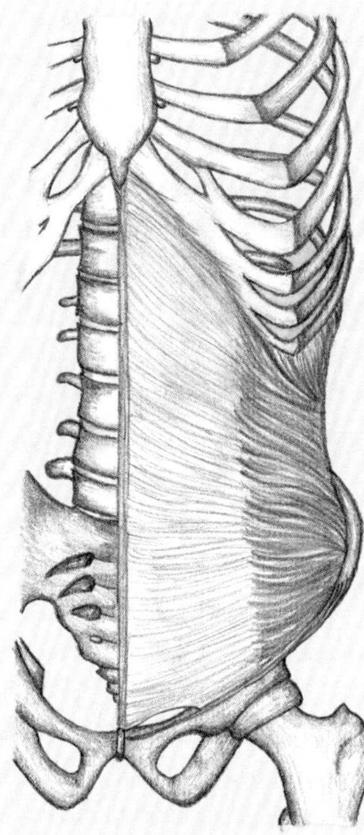

Der innere schräge Bauchmuskel zieht von Ihrem Becken unten außen zur Mitte nach oben innen zu Ihren Rippen.

gegenläufig zum äußeren angelegt, wie ein offenes A. Die Überkreuzanordnung ermöglicht Ihnen Seitneigung, aber vor allem Rotationsbewegungen um die Längsachse, wie ich Sie Ihnen beim aufgerichteten Gang des Menschen bereits beschrieben habe. Die diagonalen Verläufe setzen sich im Brustkorbbereich in den Zwischenrippenmuskeln fort. Außerdem ist beim Mann eine Abspaltung des inneren schrägen Bauchmuskels für das Anheben der Hoden verantwortlich *(M. cremaster)*, und es sind ebenfalls die schrägen Bauchmuskeln, die unseren Atem oder den Stuhlgang durch ein Anspannen unterstützen.

Die innerste Schicht bildet ein quer verlaufender Muskelanteil *(M. abdominis transversum)*. Sie können sich ihn zylinderförmig vorstellen. Er ummantelt Ihren gesamten Bauchraum vom Becken bis zu Ihren Rippen und von der Wirbelsäule bis zur bindegewebigen Mittellinie Ihres Bauches auf der Vorderseite.

Legen Sie sich jetzt zur Wahrnehmung der Kraft dieser Muskeln auf den Rücken. Ziehen Sie beide Beine mit gebeugten Knien wieder ein bisschen weiter, als es für Sie im ersten Moment angenehm erscheint, hin zu Ihrem Brustbein, die Füße sind über Kreuz. Halten Sie Ihre Knie nicht mit Ihren Händen fest → 1.

Drehen Sie die Knie ein klein wenig zur Seite und ziehen Sie anschließend die Knie einmal nach oben zu Ihrer linken Schulter → 2, entspannen Sie kurz zur Mitte, ohne das Anziehen der Knie zu Ihrem Brustbein aufzugeben, und ziehen Sie dann wie beschrieben mit Ihren Knien zur rechten Schulter → 3.

1
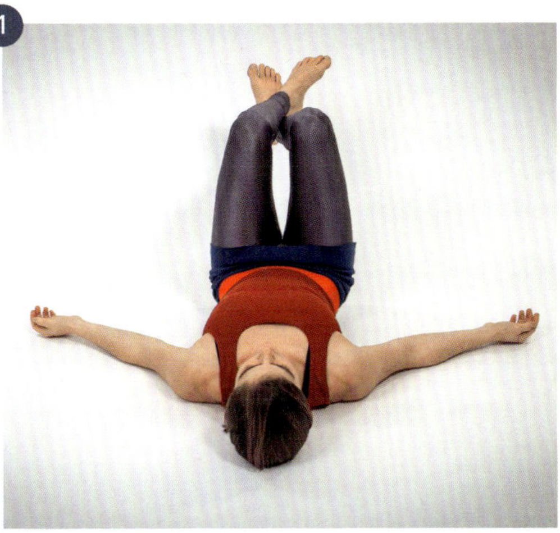

2
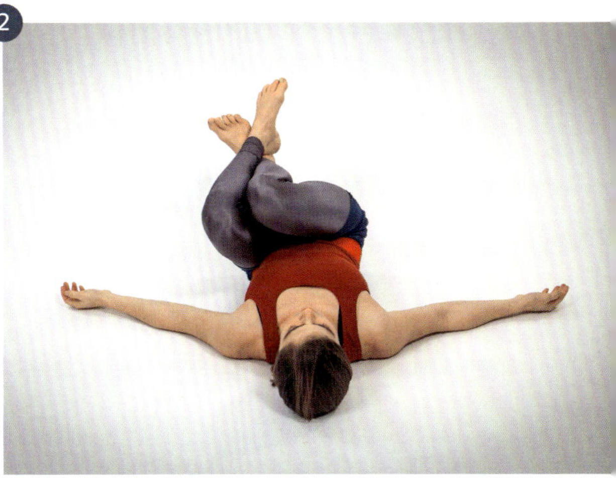

3
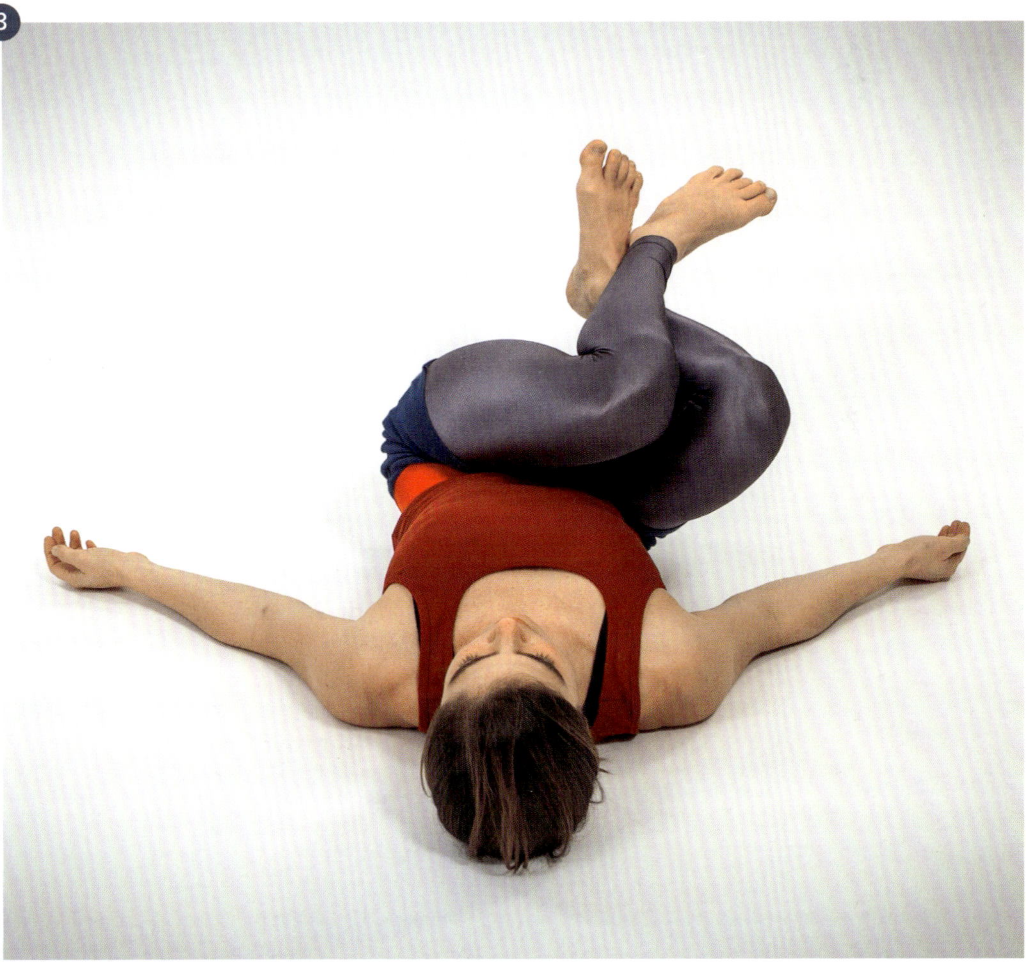

Bei dieser Übung müssen die Bauchmuskeln ganze Arbeit leisten!

Sie beschreiben bei diesen Bewegungen einen Halbkreis. Sie können dabei gut den Verlauf der schrägen Bauchmuskulatur wahrnehmen.

Die hintere Bauchwand

Die hintere Bauchwand wird im alltäglichen Sprachgebrauch als unterer Rücken bezeichnet und wahrgenommen. Da es sich bei unserem Bauch um eine dreidimensionale Struktur handelt, wird dieser aber auch nach hinten begrenzt. Es wird in diesem Bereich deshalb in Rückenmuskeln und Muskeln der hinteren Bauchwand unterschieden. An der muskulären Oberfläche befindet sich ein großer Rückenmuskel *(M. latissimus dorsi)*, der zusammen mit einer rautenförmigen Bindegewebsstruktur im unteren Rückenbereich *(Fascia thoracolumbalis)* das Becken mit unseren Schultern und Armen und ihren Bewegungen verbindet.

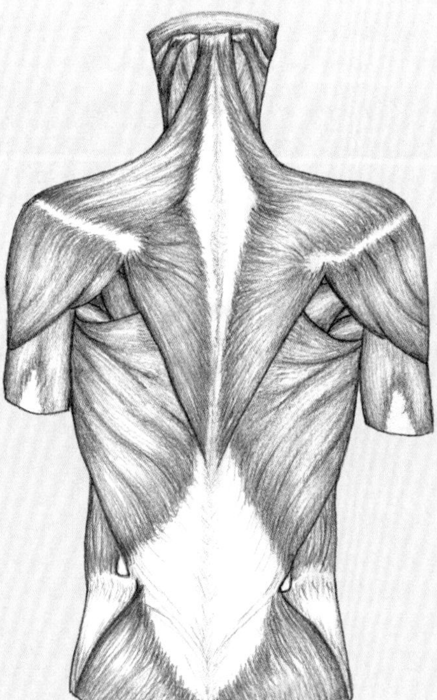

Die oberflächliche Rückenmuskulatur und in Weiß die bindegewebigen sehnigen Anteile. An den Seiten unten ist die Bauchmuskulatur zu sehen.

Die Muskulatur in einer tieferen Schicht darunter, links und rechts der Wirbelsäule gelegen, wird als autochthone Muskulatur der Wirbelsäule *(M. erector spinae)* benannt. Eine weitere Schicht tiefer folgt die Muskulatur der hinteren Bauchwand mit dem Musculus quadratus lumborum. Er spannt sich von den hinten gelegenen Anteilen des Beckenkamms über die seitlichen Fortsätze der Lendenwirbel 1–4 bis zur untersten, der 12. Rippe, auf. Alle Fasern zusammen verleihen dem Muskel ein rechteckiges Aussehen. Durch seine tiefe Lage geht er eine enge Nachbarschaft mit Organen des Bauchraums ein, besonders dem Dickdarm und den Nieren.

Ertasten Sie nun im Stehen Ihren knöchernen Beckenkamm im unteren Rückenbereich und drücken Sie von dort kommend mit Ihren Daumen auf die Fläche, die sich bis zu Ihren untersten Rippen ausdehnt. Die Wirbelsäule als Mitte zwischen links und rechts ist als kleine Rinne zu spüren, die sich mit den Dornfortsätzen der einzelnen Lendenwirbel – wieder jeweils unterbrochen durch einen feinen Spalt – zwischen den knöchernen Wirbelkörpern ertasten lässt. Links und rechts der Wirbelsäule befindet sich als kleine runde Päckchen die autochthone Rückenmuskulatur. Gehen Sie jetzt mit Ihren Daumen ein bisschen weiter nach außen. Jetzt können Sie die hintere Bauchwand mit dem *M. quadratus lumborum* und den tiefsten Bauchmuskel, den *M. abdominis transversum* wahrnehmen. Atmen Sie tief ein und aus. Verändert sich die Spannung des unteren Rückens und der hinteren Bauchwand? Ist dieser Bereich durch eine tastbare quer verlaufende Falte gekennzeichnet oder großflächig aufgespannt?

Eine tiefe Falte zeigt ein ungünstig nach vorn gekipptes Becken an. Die Muskulatur des Bauches befindet sich dann im Ungleichgewicht. Für die Herstellung der Harmonie zwischen Vorder- und Rückseite Ihrer Körpermitte finden Sie dazu ab S. 83 viele Übungen.

EXTRA:
SO GELINGT DAS ÜBEN

Sie können selbst sehr viel dafür tun, dass das Üben gelingt und die Integration der Übungen in Ihren Alltag erfolgreich ist:

Üben Sie die beschriebenen einzelnen Körperübungen häufig, und zwar alle vorgeschlagenen Einzelübungen, wie die Tiefenmassage oder die Kräftigung Ihrer Körpermitte als auch die Dehnung der Muskulatur Ihres Hüftgelenkes, am besten 1- bis 2-mal am Tag. Sie müssen nicht alle Übungen dieses Buches hintereinander und in hohem Tempo ausführen. Üben Sie langsam und nehmen Sie sich Zeit. Am Anfang konzentrieren Sie sich auf für Sie ansprechende und einfache Übungen. Eine Mindestübungszeit von 30 Minuten pro Tag ist dabei sinnvoll. Diese Zeit kann auf den Tag verteilt werden. Dabei bietet das Üben am Morgen einen besonderen Vorteil: Sie beschäftigen Ihren Geist und Ihren Körper als Erstes mit Wahrnehmung und Bewegungsausführung und werden dann zumindest bei Ihren morgendlichen Wegen konzentriert im Gehen weiterüben können. Stellen Sie sich dafür den Wecker um 15 oder 30 Minuten früher als Ihre übliche Aufstehzeit. Sie können aber natürlich auch jeden anderen Tages- oder Abendzeitpunkt wählen.

Richten Sie sich einen festen Übungsplatz ein, ideal ist eine relativ feste Unterlage, damit Sie die Bewegungsausführungen auch gut spüren.

Halten Sie Ihr Übungsprogramm durch. Es nützt Ihnen nichts, drei Wochen motiviert zu üben und dann alles Üben für längere Zeit einzustellen. Die von Ihnen ausgewählten Übungen sollten für Sie zur Routine werden.

Neben den gezielten Übungen für Ihre Körpermitte ist die Integration des Geübten in Ihren Alltag beim Stehen und Gehen das wichtigste Ziel. Dafür sollten Sie sich genau überlegen, wo Sie warten müssen – ideal für Ihre Übung im Stehen – und welche Strecken Sie jeden Tag zurücklegen. Planen Sie dafür ein bisschen mehr Zeit als üblich ein.

Das schnelle Gehen ist zur Wahrnehmung von Rhythmus und Schwingung hilfreich. Bei hohem Tempo kann allerdings die Leichtigkeit leiden, Sie schwitzen, und die Beobachtung der genauen Koordination kann zu kurz kommen. Sie werden mit der Zeit sicherlich das geeignete eigene Tempo herausbekommen und variieren.

Benutzen Sie für den Transport wichtiger Dinge Rucksäcke oder Bauchtaschen. Stecken Sie das Handy weg und stellen Sie den Ruhemodus ein. Das ist jetzt Ihre Zeit. Die freien und offenen Hände sind wichtig für Ihren Armpendel und damit für das Gefühl von Schwingungsfähigkeit und Leichtigkeit in Ihren Bewegungen. Menschen mit offenen Händen und pendelnden Armen sind auch bei körperlicher Belastung der Freude und der Fröhlichkeit näher.

Machen Sie sich einen Spaß, auch andere Menschen beim Gehen zu beobachten. Welchen Eindruck bekommen Sie dabei von den Beobachteten? Können Sie Ihr erworbenes Wissen und Ihr neues Gefühl zu Ihrer Körpermitte auch auf die Bewegungen anderer Menschen anwenden? Sie werden dann auch beim Blick in Ihr soziales Umfeld lernen.

Achten Sie auf Ihre Gedanken. Welche Situationen und auch welches Umfeld lassen Sie Ihre Konzentration verlieren? Wo vergeht Ihnen die Freude? Wo und wann verlieren Sie Leichtigkeit und Schwingungsfähigkeit im Gehen? Bleiben Sie mit den beschriebenen Übungen mit sich und Ihrem Körper in einem guten Austausch.

Die Seele in unserer Mitte: das Zwerchfell

Wenden wir uns einem ungewöhnlichen Muskel zu, dem Zwerchfell. Ich zeige Ihnen, wie Sie durch den richtigen Einsatz dieses Muskels zu Leichtigkeit und Schwingungsfähigkeit kommen können.

DER UNBEKANNTE MUSKEL

Das Zwerchfell bildet die Begrenzung unseres Bauchraums nach oben. Die dünne elastische linke und rechte Muskelkuppel des Zwerchfells hat ihren Ursprung an den Innenseiten der Rippen und den ihnen anheftenden Außenhäuten des Lungenfells, der Lendenwirbelsäule und dem Brustbein.

Beide Kuppeln bilden diese sehr bewegliche Begrenzung. Das Zwerchfell spannt sich dabei diagonal von oben vorne nach hinten unten aus und unterteilt unseren Rumpf in zwei Hälften mit unterschiedlichen Funktionen.

Seine fein gebundenen Muskelfasern sind an einer in der Mitte des Muskels gelegenen zentralen Sehne *(Centrum tendineum)* befestigt, die ungefähr die Form eines Kleeblattes hat. Und um in diesem Bild zu bleiben: Auf dem vorderen Blatt liegt unser Herz wie in einem gepolsterten Kissen und wird zusammen mit seinem bindegewebigen Herzbeutel durch den größten Atemmuskel des Körpers rhythmisch gehoben und gesenkt. Auf den Seitenblättern liegt ein Teil der Lungenbasis. Die Lunge saugt Luft durch das Absenken des Zwerchfells bei der Einatmung und den dadurch entstehenden Unterdruck im Brustraum an und stößt sie durch das Anheben des Zwerchfells wieder aus. Das Zwerchfell geht dazu bei der muskulären Anspannung von einer hohen Kuppelform in eine flache Kegelform über und verkürzt sich dabei um etwa 30 Prozent. Bei maximaler Einatmung zieht es rechts auf die Höhe der siebten Rippe, was durch die Bogenform der Rippe bedingt dem Bereich des 11. Brustwirbels entspricht, und links einen Zwischenrippenraum tiefer bis auf Höhe des 12. Brustwirbels, da der rechte Leberlappen eine verdrängende Wirkung hat. Deshalb liegt die rechte Zwerchfellkuppel einen Zwischenrippenraum höher als die linke Kuppel. Ein Beispiel für die vielen physiologische Asymmetrien in unserem Körper. Bei maximaler Ausatmung hebt sich das Zwerchfell rechts auf die Höhe der 4. Rippe (BWK VIII), was dem 8. Brustwirbel entspricht,

Schon gehört?

Um einen entsprechenden Tonus in der Stimme zu bekommen, um einem Instrument wohlklingende Töne zu entlocken, um gut gehört zu werden … kommt das Zwerchfell zum Einsatz. Meist fällt es Laien gar nicht auf, eher fällt es auf, wenn der Tonus, sprich die Zwerchfellspannung, nicht stimmt: Dann hören wir nicht, was auf der Theaterbühne gesprochen wird, oder die Radionachrichten überzeugen uns nicht. Stimmt hingegen die Spannung, dann fesseln uns die Beiträge oder das Orchester ist ein Genuss für Körper und Seele. Was ein Muskel alles kann!

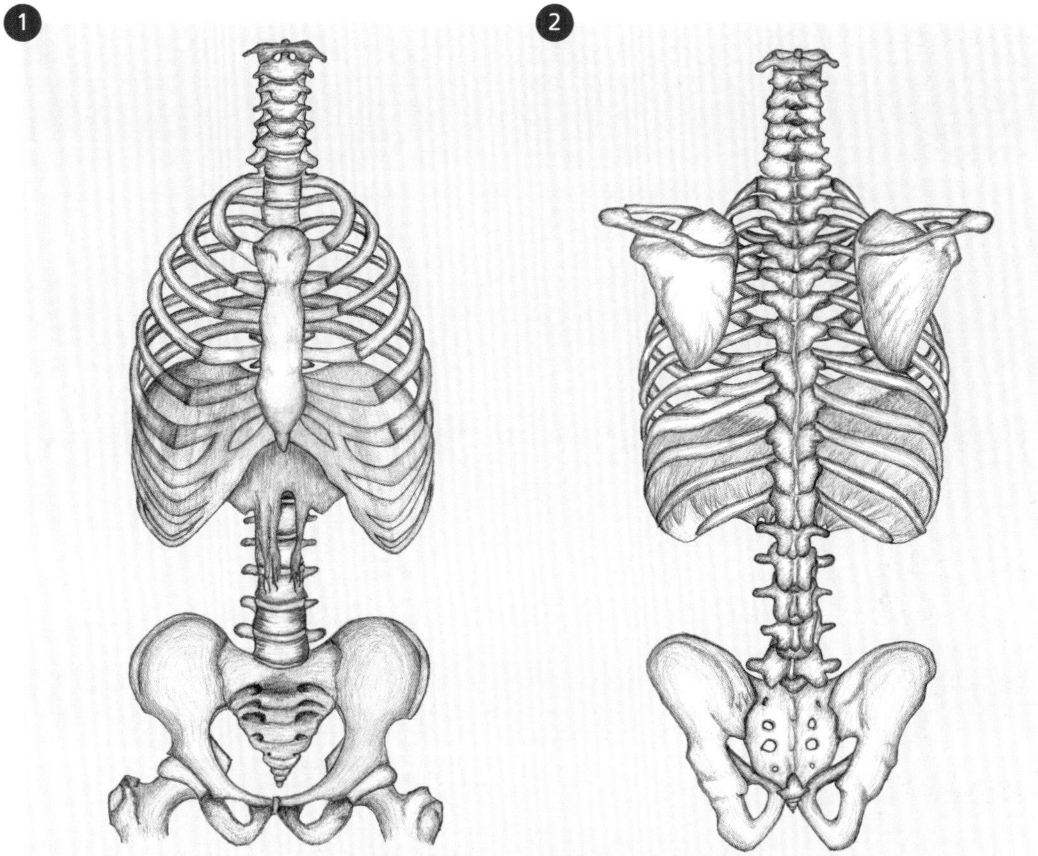

Zwerchfellkuppel in der Ansicht von vorne → 1 und von hinten → 2

links um einen halben Zwischenrippenraum tiefer, was dem 9. Brustwirbel entspricht.

Legen Sie zur Wahrnehmung der Zwerchfellfunktion Ihre Hände auf die Seiten Ihrer Rippen. Sie können bei jedem Ein- und Ausatemimpuls deutlich die Bewegung Ihres Brustkorbs und Bauchraums beobachten. Legen Sie nach dem Ausatmen eine Pause ein und warten Sie auf die Auslösung des Kontraktionsimpulses Ihres Zwerchfells durch die Steuerung Ihres Nervensystems. Nur durch die Entspannung und vollständige Ausatmung ist eine neue Anspannung sinnvoll. Bei großer Aufregung, die sich oft auch durch schnelles Reden zeigt, neigen wir zu einer dauerhaft hohen muskulären Anspannung unseres Zwerchfells. Achten Sie deshalb in diesen Momenten auf das tiefe Durchatmen, das sich durch Pausen nach den Atemzügen ausdrückt. Integrieren Sie diese Erfahrung in Ihren Alltag. Ihnen wird wohler sein.

Neben der Atemfunktion dient das Zwerchfell durch seine Zug- und Druckauslösung auch dem Bewegungsantrieb unserer Verdauungs- und Reinigungsfunktionen der im Bauchraum und dem unteren Rücken gelegenen Organe. Es kommuniziert dabei mit dem Beckenboden und den Bauchwänden, die einen Gegenhalt bieten. Daneben kann die Zwerchfellkontraktion bei der Ausscheidung aus Darm und Blase oder beim Geburtsvorgang helfen.

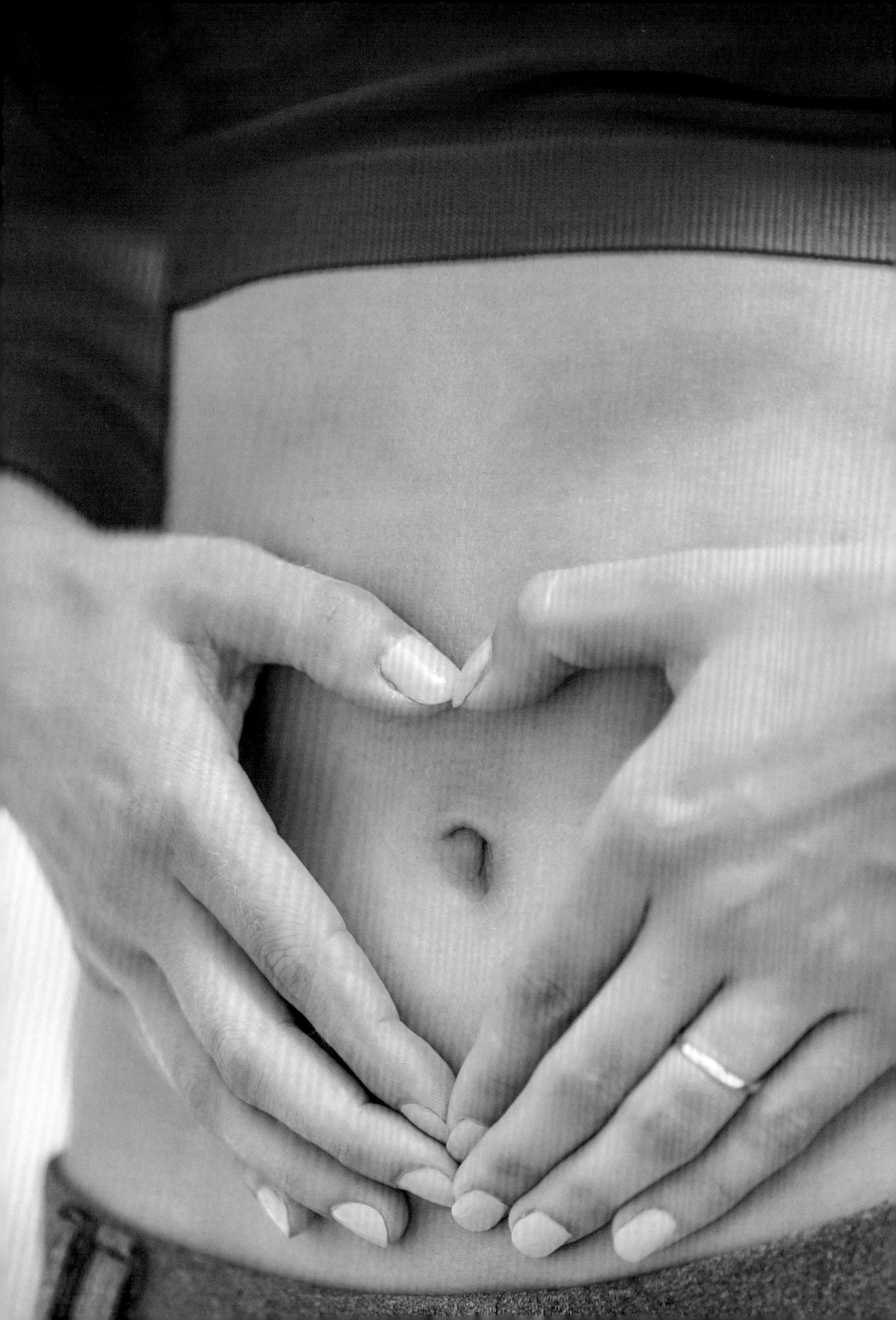

EXTRA:
WEIT MEHR ALS NUR FÜR DIE ATMUNG WICHTIG

Die Funktion des Zwerchfells besteht weit über den Atemvorgang und die Bewegung der Bauchorgane hinaus aus der Bewältigung unserer durch äußere und innere Konflikte ausgelösten Emotionen. Es spiegelt unser seelisches Wohlergehen wider, das wiederum eine Grundlage für die Gesundheit unserer Organe bildet. Zu diesem die rein körperlichen Funktionen überschreitenden Thema möchte ich Sie zu einer kleinen Atemübung einladen, die Sie auffordert, Ihr schauspielerisches Talent in der Darstellung und dem Ausagieren Ihrer Emotionen einzubringen. Sie werden danach meine Beschreibungen auf einer tieferen Ebene, der Ebene des Zwerchfells und Ihres Bauchraums mit seinem Bauchgefühl, besser verstehen.
Sie können die Übung in jeder Ausgangsstellung, stehend, sitzend oder liegend, ausführen. Ich beschreibe Ihnen die Übung im Liegen, da Sie in dieser Ausgangsstellung sehr gut die veränderte Auflage Ihres Rückens mit der Wirbelsäule besonders im unteren Rücken wahrnehmen können. Da diese Übung stark in die Steuerung Ihres Nervensystems eingreift, ist sie bei psychischen Erkrankungen nur mit professioneller Begleitung ratsam. Erfreuen Sie sich einer einigermaßen guten seelischen Verfassung, werden Sie sich danach leichter und durch die Harmonisierung der Muskelspannung Ihres Zwerchfells wohler fühlen. Es werden alle organischen Funktionen verbessert. Bei Beschwerden der unteren Wirbelsäule nehmen Sie bitte eine sitzende Haltung ein. Es darf bei der Übung zu keinen Schmerzen kommen.

Tief in den Bauch zu atmen,
hilft bei Verspannungen.

Atemübungen für die Seele

- Beginnen Sie mit einer inneren Einkehr. Legen Sie sich, wenn es Ihnen möglich ist, auf den Rücken.
- Beobachten Sie die Auflagefläche Ihrer beiden Beckenseiten mit Ihrem Gesäß. Liegt es breit und entspannt auf dem Boden und können Ihre beiden Beine nach außen fallen? Wie groß ist der Abstand Ihres unteren Rückens zum Boden? In welchem Bereich Ihrer Wirbelsäule liegen Sie auf dem Boden auf? Beobachten Sie besonders den Übergang zwischen der Lendenwirbelsäule und der Brustwirbelsäule. Dort ist Ihr Zwerchfell an der Vorderseite der Wirbelsäule befestigt.
- Nehmen Sie jetzt die Auflagefläche zwischen Ihren Schulterblättern wahr. Wie breit ist der Raum zwischen den Schultern? Können Sie Ihre Atmung spüren?
- Ziehen sich Ihre Schulterblätter beim Einatmen ein klein bisschen in die Breite und beim Ausatmen wieder zusammen? Kann ausgelöst durch den Atemimpuls auch Ihr Nacken bis zur Auflagefläche auf Ihrem Hinterkopf durch eine kleine schwingende Bewegung in die Streckung und die Rückkehr in die Wölbung Ihrer Halswirbelsäule profitieren?
- Stellen Sie jetzt Ihre Fußsohlen in Gänze auf den Boden. Ihre Knie sind angewinkelt.
- Rollen Sie Ihr Becken von unten ausgehend Wirbel für Wirbel ein. Das Steißbein wird dadurch in Richtung Bauchnabel gezogen.
- Rollen Sie Ihr Becken immer weiter ein. Es wird sich durch die Rollbewegung anheben, jeder Wirbel Ihrer Wirbelsäule wird nach oben gezogen.
- Fahren Sie mit der Einrollbewegung so lange fort, bis Sie nur noch auf Ihrem Schultergürtel mit den

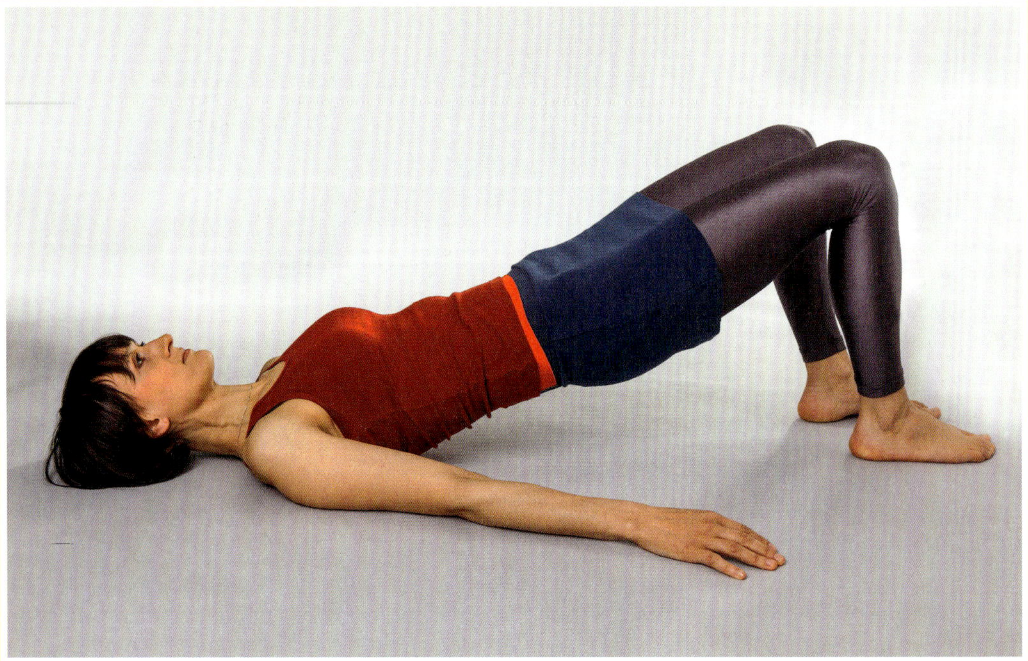

Rollen Sie langsam das Becken ein und aus. So heben Sie Wirbel für Wirbel an.

beiden Schulterblättern aufliegen. Strecken Sie (nachdem sich Ihr Becken vom Boden gelöst hat) nicht Ihren Bauch nach oben. Weiter einrollen!

- Legen Sie anschließend – von oben beginnend – wieder langsam jeden Wirbel auf dem Boden ab und versuchen Sie, Ihr Becken zuletzt abzulegen. Nehmen Sie wahr, welche Wirbel sich nicht isoliert bewegen lassen.
- In diesem Bereich rollen Sie ein bisschen nach oben und nach unten, um die Beweglichkeit zu verbessern.
- Rollen Sie nach der Rückkehr zum Boden das Becken erneut nach oben ein, bis Ihre Wirbel wieder von unten ansteigend den Boden verlassen.
- Halten Sie an der Stelle der größten Unbeweglichkeit Ihrer Wirbelsäule an. Diese befindet sich in dieser Ausgangsstellung meist im Bereich des Überganges zwischen Lenden- und Brustwirbelsäule. Dort ist – wie bereits erwähnt – an der Innenseite Ihrer Wirbelkörper das Zwerchfell befestigt.
- Um die Wirbel mit der Zwerchfellbefestigung und Ihr Zwerchfell selbst in Bewegung zu setzen, lachen Sie mindestens zwei Minuten laut und ausgiebig. Machen Sie sich einen Spaß und lachen Sie ohne Scham über die Lächerlichkeit Ihres Lachens. Das Lachen kann auch in ein Schluchzen übergehen, wie es beim Weinen der Fall ist.
- Rollen Sie wieder Wirbel für Wirbel in die Ausgangsstellung zum Boden hinab. Beobachten Sie die Zwerchfellbewegungen und Ihre Stimmung. Entspannt sich Ihr Zwerchfell durch Lachen und Weinen?
- Um den gegenteiligen Effekt eines höheren muskulären Anspannungsgrads Ihres Zwerchfells zu erzielen, knurren und bellen Sie wie ein Hund, der sein Revier anzeigt und verteidigt.
- Legen Sie zwischen den Emotionseinheiten auch kleine Pausen ein. Trauen Sie sich? Sie werden wahrscheinlich zwischendurch auch Husten müssen. Kommen auch Tränen der Freude oder des

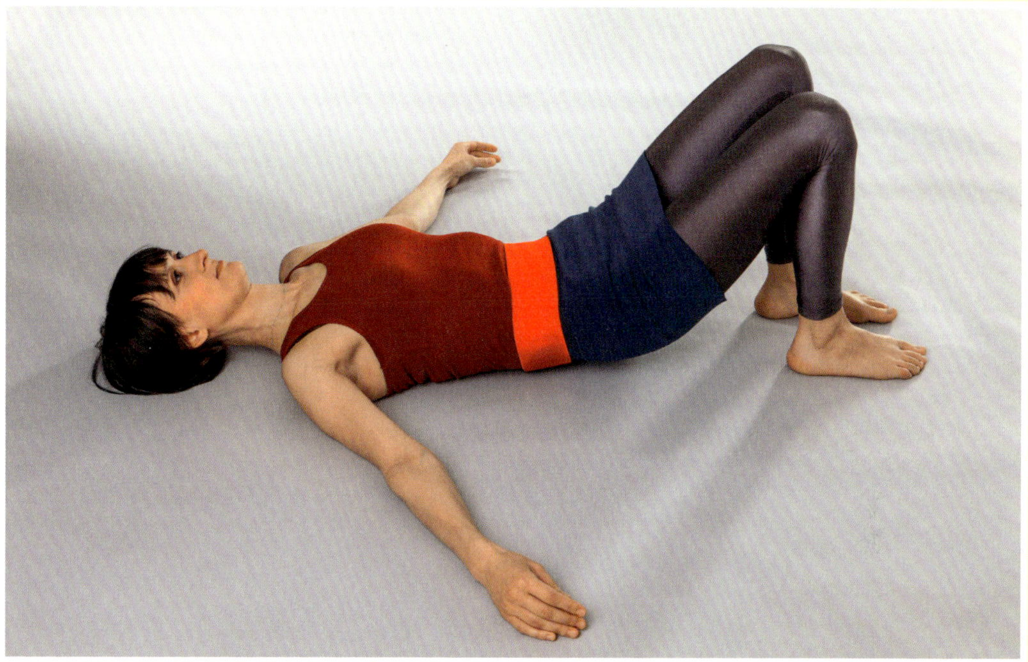

Danach legen Sie Wirbel für Wirbel wieder ab.

Leids, wird Ihr Gesicht feucht? Ihr Zwerchfell mit seiner muskulösen Befestigung wird bei jeder emotionalen Bewegung von der Innenseite an Ihren Wirbeln, den unteren Rippen des Rippenbogens und Ihrem Brustbein ziehen, und Sie werden sich im Anschluss beweglicher und größer erleben.

- Strecken Sie jetzt Ihre Beine wieder aus und vergleichen Sie die Auflagefläche Ihres Rückens mit dem Zustand vor der Übung.
- Legen Sie dann die linke Hand entspannt aufs Herz, die rechte auf Ihren Unterbauch. Fühlen Sie mit den Händen den Rhythmus Ihres Herzens und Ihrer Atmung. Können Sie Ihre Schwingungsfähigkeit beobachten? Wie sagt Ihnen Ihr Bauchgefühl?
- Verdeutlichen Sie sich nun den Zusammenhang zwischen Ihren Emotionen und Ihrem Gang. Stellen Sie sich vor, dass Sie gehen. Wie würden Sie Ihre Schritte beschreiben? Ist Ihr Schritt federnd, elastisch, beschwingt und freudig? Oder drücken sich in Ihrem Gang andere Qualitäten wie Spannung und Leistungsorientierung aus? Lassen Sie sich auf Ihr neugewonnenes Bewusstsein ein – besonders ohne Smartphone und andere Messgeräte der volle Genuss!

Unser Binde- und Fettgewebe

Das Bauchfett erfreut sich in unserem Kulturkreis keiner sonderlichen Beliebtheit. Aber Fett ist nicht gleich Fett, und insbesondere das Unterhautfettgewebe hat die wichtige Aufgabe, die Bauchhöhle zu umgeben und unsere Organe zu schützen. Außerdem dient es als Energiereserve.

Oft verschmäht und doch wichtig: unser Bauchfett

Aus gesundheitlicher Sicht muss also zwischen dem subkutanen, unter der Haut gelegenen und gesundheitlich weniger problematischen und dem viszeralen, hinter oder unter dem Bauchfell gelegenen Fett unterschieden werden.

Die Bezeichnung Bauchfell *(Peritoneum)* beschreibt das den Bauchraum umgebende Bindegewebe. Es besteht aus einer glatten Haut, die das Innere des Bauchraumes auskleidet und in zwei Gewebeschichten unterteilt wird. Die innere, viszerale Schicht liegt den Bauchorganen direkt auf und umschließt Leber, Gallenblase, Bauchspeicheldrüse, Milz, Magen und den größten Teil des Dünn- und Dickdarms. Bei der Frau liegen auch die Eierstöcke und Eileiter innerhalb der viszeralen Schicht. Die äußere Schicht liegt an der Innenseite von Bauchwand und Zwerchfell, den zuvor beschriebenen Muskeln, an. Das Bauchfell sorgt dafür, dass die inneren Organe im Bauchraum Halt finden und sich gleichzeitig elastisch bewegen und gegeneinander verschieben können. Es ist – wie jedes Bindegewebe – mit vielen Rezeptoren durchsetzt, die unserem Nervensystem den Spannungszustand im Bauchraum rückmelden.

EIN BLICK AUF UNSEREN BAUCH

Der Becken- und Bauchraum ist Sitz unseres »Bauchgefühls«. Damit Sie sich und Ihre Entscheidungen, auch bezüglich Nahrungsaufnahme, besser verstehen können, möchte ich Ihnen dieses Bauchgefühl ein wenig näherbringen. Es besteht anatomisch aus 100 bis 200 Millionen vegetativen Nervenzellen, die die Entscheidungen unseres Zentralnervensystems im Gehirn gemeinsam mit den Ausschüttungen von Hormonen durch die Drüsen unserer Verdauungs- und Reinigungssysteme steuern. Ob Sie Hunger oder Durst bekommen und was Sie essen möchten, welche Stoffe wichtig für Sie sind, entscheidet sich nicht nur in

Das Innen und Außen unseres Ganges

Funktionell koordinieren die Zellen des vegetativen Nervensystems unsere lebenswichtigen Organe, die wiederum die Grundlage für alle Bewegungen unserer Muskeln bilden. Bedenken Sie dabei auch, dass für die inneren Bewegungen der Organe des Bauches unsere äußeren Bewegungen, unser Bewegungsausdruck, und umgekehrt auch die äußere sichtbare Bewegung unserer Körpermitte, vor allem beim Gehen, wichtig für die Gesundheit unserer Organfunktionen sind. Durch die Dynamik körperlicher Bewegung sind die inneren Organe erheblichen Zug- und Druckkräften ausgesetzt. Sie geben uns dabei mit ihren bindegewebigen Strukturen inneren Halt.

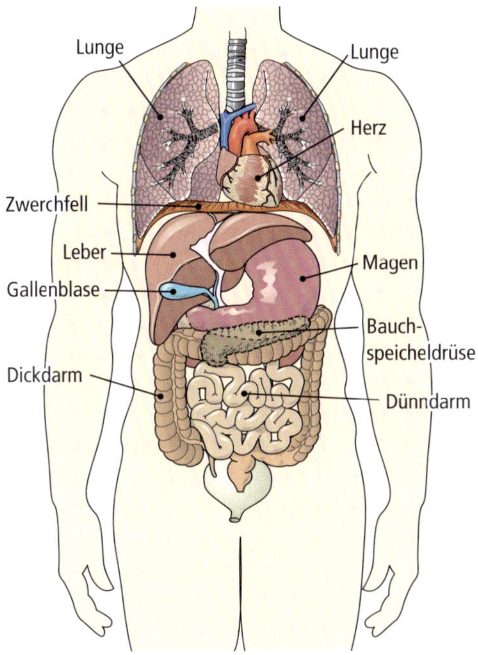

Blick von vorne in unseren Bauchraum

Ihrem Gehirn, sondern auch im Nervensystem Ihres Bauches. Dabei kann das Bedürfnis nach Nahrungs- oder Flüssigkeitszufuhr auch aus Lust oder Frust entstehen. Auch diese Gefühle basieren auf Vorgängen in unserem Nervensystem und sind meist mehr Bauchgefühl und weniger rationale Entscheidung.

Alle Bewegungen der Organe bedürfen dabei einer genauen Abstimmung, damit Verdauung, Ausscheidung und auch Sexualität harmonisch ineinandergreifen. Damit Sie ein besseres Verständnis dafür gewinnen, beschreibe ich Ihnen jedes Organ des Bauch-, Becken- und unteren Rückenraumes in seiner Funktion. Wichtig ist mir neben der Lage auch die Eigenbewegung jedes Organs. Diese Bewegung, sei sie zellulär oder auch als ganze organische Gewebestruktur, dient unserem Nervensystem zusammen mit den hormonellen Ausschüttungen der Drüsen als Informations- und Handlungsgrundlage. Für ein gutes Verständnis dieses Wunderwerks der Evolution können Sie im Anschluss Ihre Hände in die beschriebenen Bereiche auflegen und das Gelesene »begreifen«. Ich werde meine Beschreibungen im oberen Bauchraum beginnen.

MAGEN

Der Magen mit seinem muskulär verschließbaren Eingang befindet sich von vorn betrachtet bei den meisten Menschen hinter dem linken Rippenbogen (s. Abb. links). Er zieht mit seinem Ausgang, der ebenfalls muskulär verschließbar ist, in den Bereich zwischen Bauchnabel und Brustbeinspitze.

Ihr Magen knetet als starker Muskel die im besten Falle in Ihrem Mund gut und langsam gekaute Nahrung rotierend und zersetzt den Nahrungsbrei durch Säure und Enzyme. Dadurch werden die meisten krankheitserregenden Bakterien abgetötet. Der pH-Wert der Magensäure beträgt schwankend je nach Füllungsgrad 0,8–1, was bei einer Neutralität des pH-Wertes von 7 extrem sauer ist. Deshalb ist der Magen durch seine eigene Schleimhaut geschützt.

Von Bedeutung für die Gesundheit unseres Magens und auch den anschließenden Verdauungsvorgang im Dünndarm ist die gegenseitige Bedingung von Säuregehalt und Füllungsgrad. Sogenannte »schwere Nahrung« aus Fetten und Eiweißen, wie sie in Fleisch, aber auch pflanzlichen Nahrungsmitteln vorhanden sein können, werden Ihren Magen bis zu fünf Stunden beschäftigen. Der Speisebrei wird dann langsamer und in kleinen Portionen in Ihren Dünndarm abgegeben, was für eine bessere Verdauung sorgt. So müssen Sie für die Gesunderhaltung Ihres Magens seltener essen. Machen Sie lange Essenspausen, wie es bei manchen Diäten empfohlen wird, und nehmen Sie dann zum Ausgleich auch noch Säureblocker zu sich, kann es zu deutlichen Beeinträchtigungen des Verdauungsvorganges kommen. Es gilt: Je kürzer die Verweildauer der Nahrung in Ihrem Magen,

Darüber freut sich Ihr Magen

Dauerhafter Stress, eine ungesunde Ernährung oder eine ungünstige und unregelmäßige Tagesroutine können uns sehr schnell »auf den Magen schlagen« und dadurch Beschwerden auslösen. Magenschmerzen, Sodbrennen, Konzentrationsstörungen oder ein unschöner Blähbauch können die Folge sein. Durch einfache, leicht in den Alltag zu integrierende Maßnahmen können wir unserem Magen aber dabei helfen, wieder ins Gleichgewicht zu kommen. Hier sind einige Anregungen, über die sich Ihr Magen freuen wird:

Achten Sie auf eine **magenschonende und leicht verdauliche Kost:** Reis, Nudeln, Kartoffeln, Getreideflocken oder Milchprodukte wie Quark, Joghurt und Käse sowie Gemüse wie Zucchini, Spinat, Brokkoli oder Blumenkohl belasten den Magen weit weniger als Currywurst & Co.

Achten Sie beim Essen auf Ihre Körperhaltung und Ihre Aufrichtung! Ein angespannter Nacken- und Schulterbereich und eine krumme Wirbelsäule können nicht nur zu Rücken- und Kopfschmerzen führen, sondern auch die Verdauung beeinflussen, denn Muskelverspannungen schränken die Bewegungsfreiheit unserer Organe ein. Am besten kann der Magen bei einer entspannten und aufrechten Körperhaltung arbeiten.

Wenn Sie unter einer trägen Verdauung leiden, sollten Sie jeden Morgen ein **großes Glas Wasser mit Zitrone** trinken. So bringen Sie Magen und Darm in Schwung, kurbeln die Verdauung an und stärken Ihre Abwehrkräfte durch die in der Zitrone enthaltenen Vitamine und anderen Inhaltsstoffe. Zitrone wirkt außerdem entzündungshemmend und kann Bakterien bekämpfen und die Entgiftung des Körpers unterstützen.

Denken Sie darüber hinaus generell daran, **genug zu trinken**: Jeden Tag zwei bis drei Liter Flüssigkeit benötigt ihr Körper.

desto häufiger sollten Sie idealerweise kleinere Portionen essen.

Legen Sie jetzt Ihre Hände auf Ihren Magen und denken Sie an seine Aufgaben. Wie ist Ihr Magen gefüllt? Fühlt er sich angenehm an?

DÜNNDARM UND BAUCHSPEICHELDRÜSE

Der Dünndarm wird in drei Teile unterteilt, Duodenum, Jejunum und Ileum (s. Abb. S. 73). Er ist 3–5 Meter lang und besitzt durch die Faltung seiner inneren Wand eine sehr große Oberfläche. Der Speisebrei fließt aus dem Magen kommend als Erstes in den Zwölffingerdarm *(Duodenum)*. Dort werden über einen Zugang von der Bauchspeicheldrüse, die quer in diesem Bereich meist etwas oberhalb des Bauchnabels liegt, die wichtigen Verdauungssäfte in den Speisebrei gegeben. Außerdem wird der saure Brei aus dem Magen zur weiteren Verdauung durch die Säfte der Bauchspeicheldrüse wieder neutralisiert, damit die körpereigene aus Bakterien und Pilzen bestehende Darmflora nicht geschädigt wird. Zusätzlich produziert die Bauchspeicheldrüse Hormone. Hormone sind Botenstoffe, die über die Blutbahn allen Zellen des Körpers Informationen über die jeweilige Stoffwechsellage liefern. Eine der wichtigsten Informationen ist dabei die Höhe des Blutzuckerspiegels, der Anteil der Glukose (Traubenzucker) im Blut. Glukose ist zusammen mit dem reagierenden Sauerstoff der Treibstoff unserer Zellen. Der Blutzuckerspiegel sollte möglichst gleichbleibend sein. Sinkt der Blutzuckerspiegel durch körperliche Aktivität, bekommen wir Hunger. Die Bauchspeicheldrüse ist dann in der Lage, unser Hungerbedürfnis durch die Ausschüttung des Hormons Glukagon zu verzögern, da es in der Leber gespeicherte Vorräte, das Glykogen (Mehrfachzucker), zu Glukose umbauen kann und dadurch zur Erhöhung des Blutzuckerspiegels beiträgt. Nach Nahrungsaufnahme gibt die Bauchspeicheldrüse Insulin in unser Blut ab. Mit diesem Hormon ist es möglich, die Energie, Glukose, ins Innere der Zellen zu transportieren. Unser Bedürfnis nach Nahrungsaufnahme wird also maßgeblich durch den Blutzuckerspiegel geregelt. Ist dieser gering oder stark wechselnd, was durch Süßigkeiten der Fall ist, bekommen wir immer wieder schnell Hunger.

Im weiteren Verlauf des Dünndarms, den beiden folgenden Abschnitten, findet die Aufnahme der lebensnotwendigen Stoffe aus der Nahrung in Ihr Blut statt. In ihm wird der Nahrungsbrei getrennt, begutachtet und ausgewählt. Im Dünndarm wird die Entscheidung gefällt, welche Stoffe für den Übertritt durch die Dünndarmwand in Ihr Inneres wichtig sind. Dazu werden die Hauptbestandteile der Nahrung zerlegt: Kohlenhydrate zu einfachen Zuckern, Eiweiße zu Aminosäuren und Fette zu Fettsäuren und Glycerin. Wenn Sie an dieser Stelle über meine Bezeichnung »Inneres« stolpern, machen Sie sich bitte Folgendes klar: Der gesamte Verdauungskanal vom Mund bis zum After ist ein von vielen Bakterien und Pilzen bewohntes, uns durchziehendes Äußeres. Erst durch den Durchtritt in unser Blut wird es zu unserem Inneren. Dabei sind für die Zersetzung des Speisebreis nicht nur die Verdauungssäfte der Bauchspeicheldrüse zuständig, sondern auch unser Mikrobiom, Bakterien und Pilze, die eine Lebensgemeinschaft mit uns und wir mit ihnen eingehen. Unser Mikrobiom besteht aus 100.000 Milliarden Bakterien und macht in etwa zwei Kilogramm unseres Körpergewichtes aus. Wenn wir in unserer heutigen Zeit von der Abnahme der Artenvielfalt und der Biodiversität in unserer Umwelt durch die Verwendung von Pflanzengiften und durch Monokulturen sprechen, ist damit auch die Artenvielfalt in unserem Dünndarm gemeint. Sie nimmt ab, unsere Verdauungsvorgänge werden durch unsere heutige Lebensweise erschwert.

Streichen Sie sich im Uhrzeigersinn kreisend über den Bauch und danken Sie Ihrem Dünndarm und Ihrer Bauchspeicheldrüse für die hervorragenden Dienste.

DICKDARM

Die organische Aufgabe des Dickdarms ist die weitere Zersetzung und die Komprimierung der aufgenommenen Nahrung, die nicht schon im Dünndarm als Nährstoff in Ihr Inneres, Ihr Blut, übergegangen ist (s. Abb. S. 73). Dies wird dadurch ermöglicht, dass der Körper das vorhandene Wasser dem Verdauungsbrei entzieht und wertvolle Salze zurückgewinnt. Der Dickdarm verläuft auf der rechten Körperseite vom Becken bis unter Ihren Rippenbogen nach oben. Er windet sich dann in einem Bogen zum linken Rippenbogen und zieht sich von dort mit einer Windung nach unten zur linken Beckenseite und zum Enddarm mit seinem Ausgang. Ein- bis zweimal pro Tag läuft durch ihn eine Spannungswelle, die uns dann, sollte mit dem Loslassen der verarbeiteten Nahrung alles gut gegangen sein, frohen Mutes weiter unser Tagwerk verrichten lässt.

Versuchen Sie, Ihren schlauchförmigen Dickdarm in seinem beschriebenen Verlauf durch senkrechten Druck der Finger in die Tiefe zu ertasten.

LEBER UND GALLENBLASE

Die Leber ist das Stoffwechselorgan schlechthin, die größte Drüse Ihres Körpers, und sehr regenerationsfähig (s. Abb. S.. 73). Sie befindet sich zusammen mit der Gallenblase mit ihrem Hauptanteil unter Ihrem rechten Rippenbogen. Ein kleinerer Anteil teilt sich den Raum unter dem linken Rippenbogen mit dem Magen. Die Leber ist Weberin der Stoffe, die durch Ihren Dünndarm ins Blut aufgenommen werden. Sie spinnt Ihren Lebensfaden, und sie ist durch Auf-, Um- und Abbauprozesse entscheidend daran beteiligt, die Mengen an Energie (Glukose), Eiweiß und Fett, die Sie bei jedem Schritt benötigen, zu regulieren. Sie baut außerdem Giftstoffe und Hormone im Blut ab. Sie kann in Form von Glykogen Energie speichern und bei Bedarf zur Verfügung stellen. Eiweißstoffe werden von der Leber zum Aufbau Ihres Körpergewebes, zum Beispiel der Muskeln, erstellt und spiralig aus Aminosäuren gewebt. Fett, als energiereichster Stoff, kann zum Transport in Ihrem Blut in Cholesterin verwandelt werden. Da Cholesterin an vielen Prozessen im Körper beteiligt ist, wird es von der Leber unabhängig von der Menge der Fettzufuhr und des Fettgehaltes Ihrer Nahrung hergestellt. Deshalb ist es nutzlos, fettreduzierte Produkte zu essen, da die Leber bei zu wenig Fettzufuhr alle Zucker zur Fettherstellung benutzt. Fett dient dem Körper unter anderem zum Bau Ihrer Zellmembranen oder zum Aufbau von Fettpolstern in Ihrer Fußsohle, zur Wärmeisolation und Dämpfung, was ebenfalls in Ihrem Knie durch einen großen Fettkörper geschieht. Die Leber hat – durch die ihr angehängte Gallenblase – Einfluss auf Ihre Fettverdauung. Fett, dieser ungeliebte, aber für Ihren Körper eminent wichtige Stoff, wird durch den von der Leber hergestellten Gallensaft, der in der Gallenblase gespeichert werden kann, leichter in Ihrem Darm verdaut. Ihr Körper benötigt allerdings sehr viel Energie, um vor allem tierische Fette in fester Form in kleine Bestandteile aufzulösen.

Legen Sie Ihre Hände auf den rechten und linken Rippenbogen und atmen Sie tief ein und aus. Bedanken Sie sich bei Ihrer Leber für die zentrale Regelung Ihres Stoffwechsels durch weise Planung und Entscheidungsfindung. Im letzten Kapitel »Mit intelligentem Essverhalten zu einem attraktiven Bauch« werden Sie noch mehr über Ihre Leber erfahren (ab S. 109).

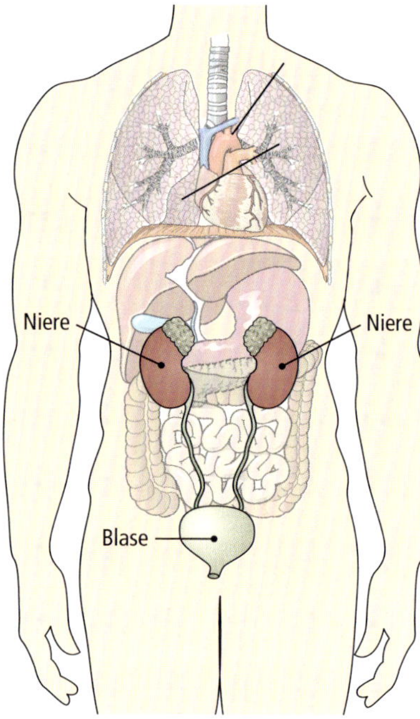

Blick in unseren Bauchraum: Die Nieren liegen hinter den Verdauungsorganen, die Blase vorne.

BLASE UND NIEREN

Ihre Nieren befinden sich hinter den unteren Rippen auf der Rückseite Ihres Körpers. Sie sind nicht von Ihrem Bauchfell umgeben und sind auch nicht Teil des Verdauungskanals oder der Verdauungsorgane (s. Abb. oben), nehmen aber durch ihre Verbindung zur Blase – da sie unterhalb des Zwerchfells liegen – Einfluss auf unser Bauchgefühl. Die innere Bewegung der Nieren gleicht einem Vibrieren und Zittern, wenn das gesamte Blut in circa fünf Minuten gefiltert und gereinigt wird. Sie können sich Ihre Nieren als einen reinigenden und sprudelnden Wildbach vorstellen.

Dieses Organ regelt durch den Bluttransport ihrer zugeordneten Arterien und Venen, ausgehend von der Hauptschlagader *(Aorta)* und der großen tiefen Bauchvene *(Vena cava)*, die sich in der Nähe der Wirbelsäule befinden, Blutdruck, -flüssigkeit und -volumen. Die Nieren halten Ihren Säure- und Basenhaushalt sowie den Wassergehalt Ihres Körpers im Gleichgewicht. Außerdem sind sie für Ihren Mineralienhaushalt zuständig. Mineralien sind wichtig für den Stoffwechsel an Ihren Zellmembranen und bilden einen wichtigen Bestandteil Ihrer Knochen. Nach der Reinigung durch die Nieren speichert Ihre Blase das überflüssige Wasser, Harnstoffe und Harnsäure, die aus Ihrem Blut herausgefiltert wurden, und scheidet sie bei entsprechender Füllung aus. Wenn Ihre Nieren nicht gut funktionieren, fühlen Sie sich ausgelaugt und müde. Sie spüren keinen guten Rückhalt und sind ohne Antrieb.

Legen Sie Ihre beiden Hände auf den hinteren unteren Rippenbogen und spüren Sie die Energie und Kraft Ihrer Nieren.

Wärme ist immer äußerst wohltuend bei Bauchschmerzen.

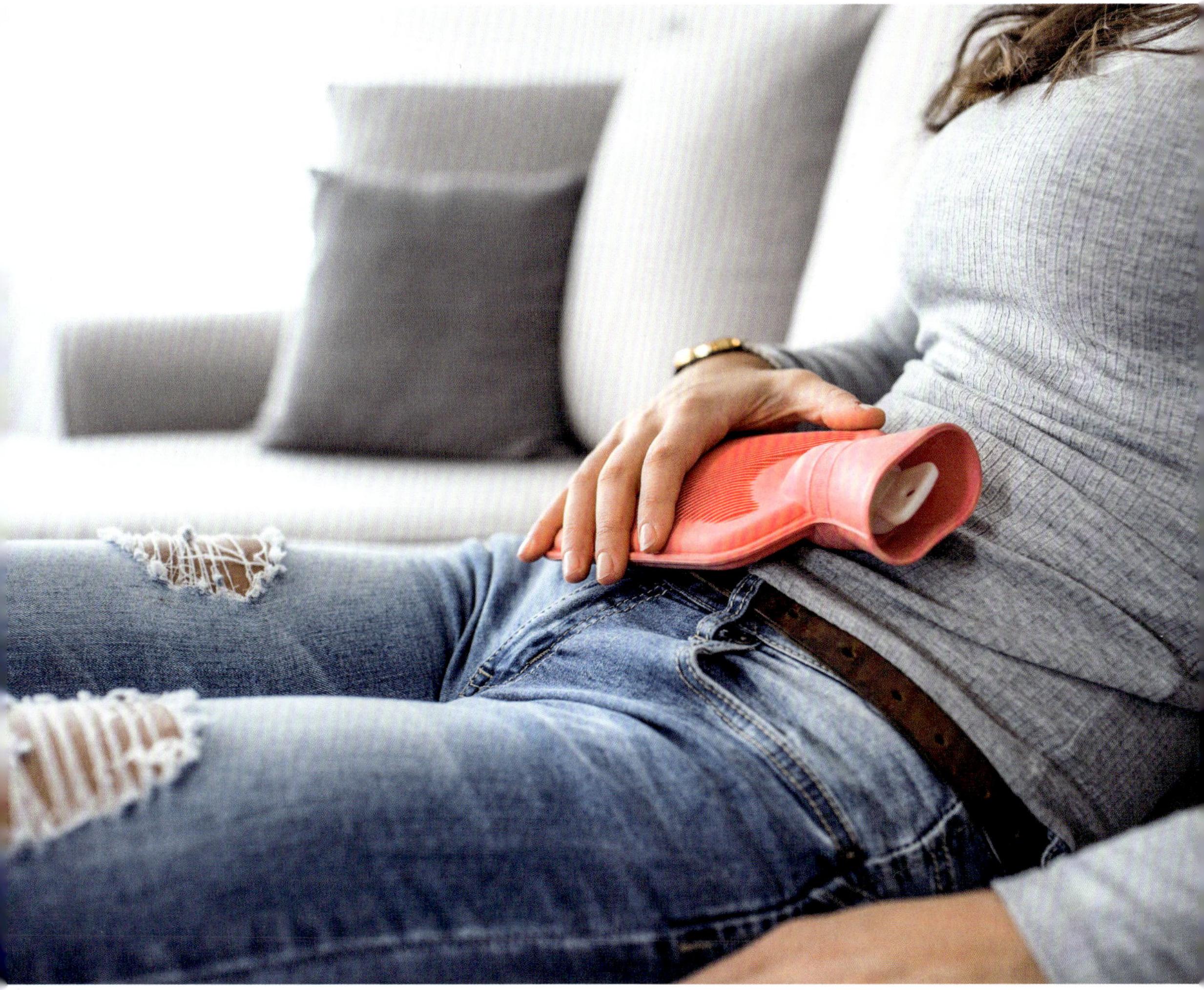

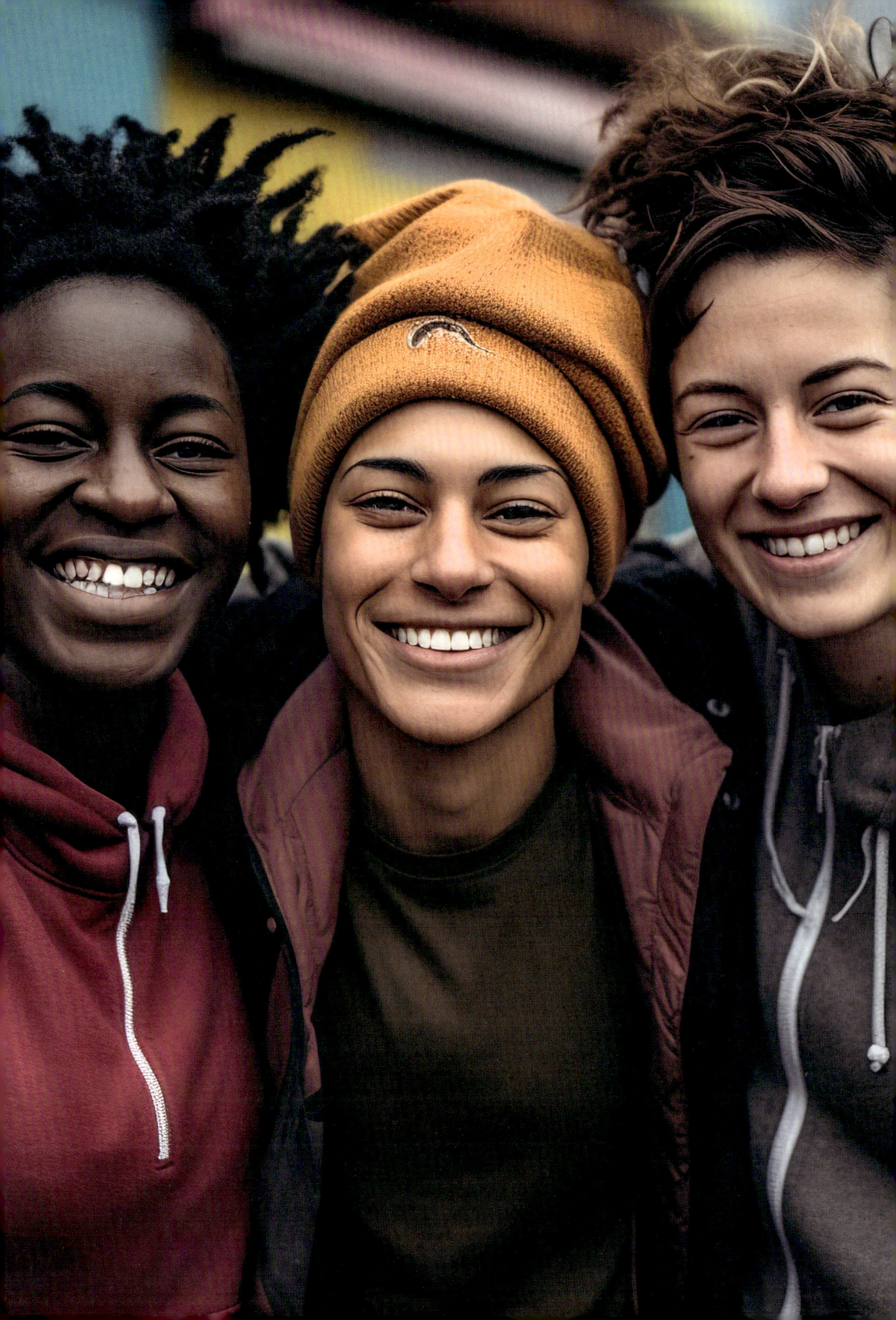

EXTRA:
UNSER GESCHLECHT UND SEINE ORGANE

Antriebsquelle oder Schambereich? Der Umgang mit unserem Geschlecht hat Einfluss auf unsere Haltung. Unsere biologisches Geschlecht – Vulva, Vagina, Gebärmutter, Eileiter und Eierstöcke bei der Frau, Hoden, Penis und Prostata und weitere sekretorische Drüsen beim Mann, oder bei transsexuellen Personen beides in verschiedensten Ausformungen – bildet zusammen mit dem aus Bindegewebe und Muskulatur bestehenden Beckenboden, der das Becken mit seinen Öffnungen nach unten hin abschließt, eines der wichtigsten Zentren für unsere Empfindsamkeit. Die Produktion von Sexualhormonen in den Organen unseres Geschlechts informiert unseren gesamten Körper über Zustand und Bereitschaft zur körperlichen Lustentfaltung und/oder Fortpflanzungsfähigkeit. Diese Organe sind deshalb eine wichtige Antriebsquelle in unserem Leben und auch entscheidend, ob wir einen Drang zur Bewegung verspüren, ob wir auf jemanden zugehen oder ob wir uns lieber verschließen oder ob wir uns gar abwenden und weggehen wollen.

Da dies aber kein Aufklärungsbuch, sondern ein Buch über Bewegung und insbesondere die Bewegung Ihrer Körpermitte beim Gehen sein soll, und ich zudem hoffe, dass Sie sich zu den komplexen körperlichen Vorgängen ihrer sexuellen Organe informiert haben, möchte ich Ihre Aufmerksamkeit auf die familiären, sozialen, kulturellen und gesellschaftlichen Prägungen, die wir in unserer Kindheit und auch im weiteren Verlauf unseres Lebens erwerben, richten. Unser Blick und vor allem der Blick der anderen auf uns und unseren Schambereich ist ein wichtiger Faktor für die Haltungen und Bewegungen unseres empfindsamen Beckens, das als Basis unserer Körpermitte dient. Dieser Blick beeinflusst maßgeblich unseren Gang. In der Bewegungsentwicklung eines Babys und Kleinkindes hat der äußere Blick auf uns in den ersten zwei Jahren in den meisten Fällen hoffentlich keine sexuelle Komponente. Die erste Frage bei der Geburt, ist es ein Mädchen oder ein Junge, wurde in den letzten Jahrzehnten häufig von der Frage »Ist mein Kind gesund?« abgelöst. Für uns selbst spielen das Geschlecht und seine kulturellen und sozialen Definitionen erst ab dem Lebensalter von zwei Jahren eine Rolle. Zuvor ist lediglich der Umgang unserer Umgebung mit uns und unseren lebenswichtigen Ausscheidungsfunktionen von Darm und Blase in den ersten zwei bis drei Jahren unserer Pflegebedürftigkeit bis zur vollen Kontrolle dieser Funktionen entscheidend. Da in diesen ersten zwei Jahren die Grundlage unseres menschlichen Bewusstseins durch die Verknüpfungen in unserem Nervensystem entsteht, wird hier auch vieles von dem, was wir später als unser Selbst oder als unseren Charakter ansehen, durch Prägung angelegt und von unserem Nervensystem erlernt. Deshalb hat der familiäre, soziale, kulturelle und gesellschaftliche Hintergrund auch eine große Auswirkung auf unsere Bewegungskontrolle, auf die Ausrichtung und Bewegungen unseres Geschlechts und damit der Körpermitte.

Einflüsse auf die Stellung unseres Beckens

Ich möchte Sie noch einmal an die biomechanische Problemstellung beim Gehen erinnern: Da wir zwei Füße haben und sich unter der Körpermitte kein Fuß befindet, müssen wir den Körper beim Gehen Schritt für Schritt über einem Fuß balancieren. Das Becken wandelt dabei mittels seiner Hüftgelenke als Drehpendel Bremskräfte in Schwung für die andere Seite um. Der Oberkörper mit den Armen dreht entgegengesetzt. Durch die gegensinnige Verwringung des Rumpfes wird unser Körper – und dabei vor allem die Körpermitte – mit seinen kräftigen Muskeln über den Füßen zu den Seiten stabil, in der Folge auch unsere Füße und Knie. Die Stoßwelle des abbremsenden Fußes läuft dabei in hoher Geschwindigkeit als Erstes in Richtung Knie. Hier sollte eine Dämpfung durch die Umsetzung eines Teiles des Stoßes in Vorwärtsbewegung erfolgen. Kann ein bei der Landung stark gestrecktes und hart gestelltes Knie diese Dämpfung und Modulation nicht leisten, wird sie oft in der nächsten weiter oben gelegenen gelenkigen Verbindung – dem Hüftgelenk – durch ein nach außen pendelndes Becken ersetzt. Die Körpermitte verliert ihre Stabilität über den Füßen.

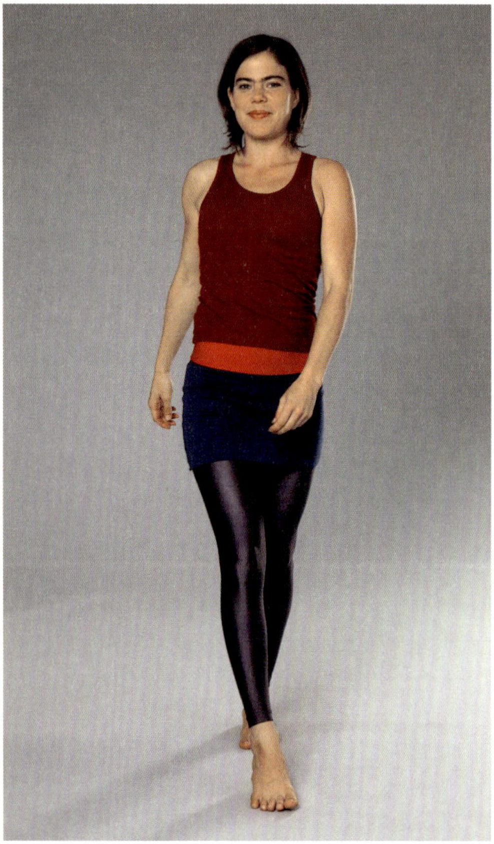

Die scheinbare Eleganz durch das enge Setzen der Füße und eine kleine Seitwärtsverlagerung des Beckens schützen und verbergen das Geschlecht.

Gesellschaftliche Prägungen

Das hin und her pendelnde Becken führt zu hin und her kippenden Füßen und Knien. Das ist häufiger bei Frauen der Fall und gilt in vielen Gesellschaften leider als ein »sexy« Gang. Marilyn Monroe, als Darstellerin eines weiblichen Rollenklischees der fünfziger und angehenden sechziger Jahre unseres letzten Jahrhunderts, führt uns dies in ihren Filmen besonders deutlich vor Augen. Außerdem zeigt der Fuß oft in Richtung der Seitwärtsbewegung, da unser Nervensystem versucht, trotz der Instabilität Stabilität herzustellen. Bewegt sich der Körper bei der Landung des Fußes nach außen, zeigen auch die Füße oft ein wenig oder auch deutlich nach außen. Dadurch wird eine X-Bein-Stellung trainiert.

Bei Männern schwingt häufig der ganze Körper in einer Art Matrosengang über den Fuß zur Seite. Oft sieht man dann auch noch, dass die Füße und Knie nach außen statt in Gehrichtung zeigen. Das Becken ist zwar meistens aufgerichtet, wirkt aber sehr steif und unbeweglich, weil der kräftigste Muskel des Menschen, unser Po, bei Männern meist sehr stark angespannt wird, um den schwankenden Körper bei der Landung des Fußes zu stabilisieren. Sie können durch diesen Effekt den Po oft nur noch bedingt lockerlassen. Dieser große Muskel und die kleineren,

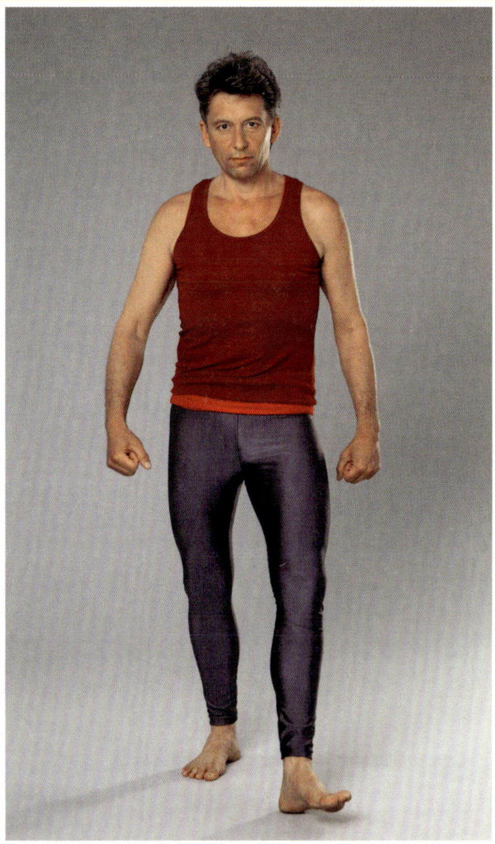

Echte Kerle lernen schon früh, breitbeinig im Leben zu stehen. Sie scheuen sich nicht, den Blick auf ihr Geschlecht freizugeben.

darunter gelegenen Muskeln wirken als Außendreher für den Oberschenkel und damit für Bein und Fuß. Das Knie wird durch die Drehung des ganzen Beines aus der Gehrichtung nach außen stark belastet und kann seine Dämpfungsfunktion bei der Landung der Ferse auf dem Boden nur schlecht erfüllen, wie es bei einem anderen alten Filmhelden, John Wayne, zum Ausdruck kommt. Überall da, wo Männer sich als »richtige« Männer fühlen, sehen wir dieses Phänomen. Faszinierend ist die Abfolge von Stellreaktionen in unseren Gelenken bei unserer Anpassung an soziale, kulturelle und gesellschaftliche Normen in unserer Umwelt. Eine sinnvolle Biomechanik scheint nicht immer die wichtigste Priorität. Ob ein instabiles Becken oder ein zu stabiles und steifes Becken – wir können uns trotzdem in dieser nach außen zur Schau gestellten geschlechtlichen Identität sehr wohl fühlen und sie sogar als besonders wichtig erachten. Wir bezeichnen unser erlerntes und angepasstes Verhalten dann als »normal« oder »natürlich«.

Übrigens: Selbstverständlich sind bei der Individualität jedes Menschen und den vielen unterschiedlichen familiären, sozialen, kulturellen und gesellschaftlichen Prägungen die von mir klischeehaft gezeichneten Geschlechtsidentitäten auch in allen Mischformen vorhanden.

Das Übungs-Einmaleins für eine aktive Mitte

Sie bekommen nun Übungen an die Hand, mit denen Sie Ihr gewonnenes Verständnis von Ihrer Körpermitte und Ihrem Bauch in Bewegung umsetzen können. Die Übungen wiederholen sich in unterschiedlichen Ausgangsstellungen. Sie lernen, die Bewegung in Ihren Gang zu integrieren. Let’s go!

Der erste Schritt – Massage für ein gutes Bauchgefühl

Die folgende Tiefenmassage der Körpermitte wird Ihnen ein gutes Bauchgefühl vermitteln und Ihre Verdauungs- und Ausscheidungsfunktionen anregen. Sie beginnen mit der Erkundung der organischen Strukturen in der Tiefe Ihres Bauches.

IN DEN BAUCH EINTAUCHEN

Ziehen Sie sich bequeme Kleidung an und setzen Sie sich für die Ausführung auf einen Stuhl. Suchen Sie sich einen Ort, der für eventuell sich lösende Gase am besten geeignet ist und wo Sie dem Gefühl der Erleichterung in Ihrem Bauch- und Beckenraum nachgeben können. Haben Sie Vertrauen in die Elastizität der Weichteile Ihres Bauches.

- Legen Sie Ihren Oberkörper durch die Beugung in Ihrem Hüftgelenk nach vorne auf Ihre Oberschenkel. Ihre Unterarme liegen ebenfalls auf den Oberschenkeln.
- Stellen Sie die Finger Ihrer Hände auf und versuchen Sie, durch das Gewicht des sich nach vorne beugenden Rumpfes mit aufgestellten Fingern in die Tiefe Ihres Bauches zu gelangen. Trauen Sie sich! Beginnen Sie als Erstes unterhalb Ihres Rippenbogens. Sie verdrängen dadurch Leber, Gallenblase, Magen und einen Teil Ihres Dickdarms und gelangen zu den Innenseiten der unteren Rippen und der Befestigung Ihres Zwerchfells. Sie können dabei mit den Endgliedern der Finger eine Erkundung und Massage ausführen oder auch durch kleine Drehbewegungen des Oberkörpers Weichteile in der Tiefe verschieben.
- Richten Sie sich auf und drehen Sie Ihren Brustkorb ein paarmal nach links und nach rechts. Dadurch dehnen Sie die bindegewebige Verbindung Ihrer Organe, was ebenfalls verdauungsfördernd ist.
- Fahren Sie dann mit der Massage fort und beugen Sie sich erneut über Ihre gestreckten Finger. Jetzt wandern Sie mit Ihren Fingern ein bisschen tiefer in die Region seitlich Ihres Bauchnabels. Dort befindet sich der Dünndarm.
- Wandern Sie weiter zu den Außenseiten des aufsteigenden Dickdarms rechts und des absteigenden Dickdarms auf der linken Seite Ihres Bauches. Auch diesen Bereich können Sie mit kleinen Bewegungen Ihrer Finger erkunden. Vielleicht spüren Sie in der Tiefe sogar den Puls Ihrer Bauchschlagader, die vor Ihrer Wirbelsäule liegt.
- Kommen Sie wieder hoch und legen Sie erneut eine kleine Drehpause mit Ihrem Brustkorb ein.
- Versuchen Sie nun, mit Ihren Fingern in die Tiefe Ihres Beckens auf die Innenseiten Ihrer Hüftbeine zu kommen. Dort lässt sich immer noch der Dickdarm erspüren, aber auch die Ausläufer des Hüftbeugers *(M. iliopsoas)* und der auf der Innenseite des Beckens gelegenen ebenfalls zur Beugemuskulatur gehörenden Muskeln *(M. iliacus)*. Diese Hüftbeuger genannten Muskeln schwingen Ihre Beine beim Gehen nach vorne. Sie sind das Zentrum der Schwungkraft für Ihre Beine. Sie können Sie deshalb auch als einen Teil Ihrer Beine betrachten. Durch ihre bindegewebigen Hüllen, den Faszien, sind sie mit dem Darm aufs Engste

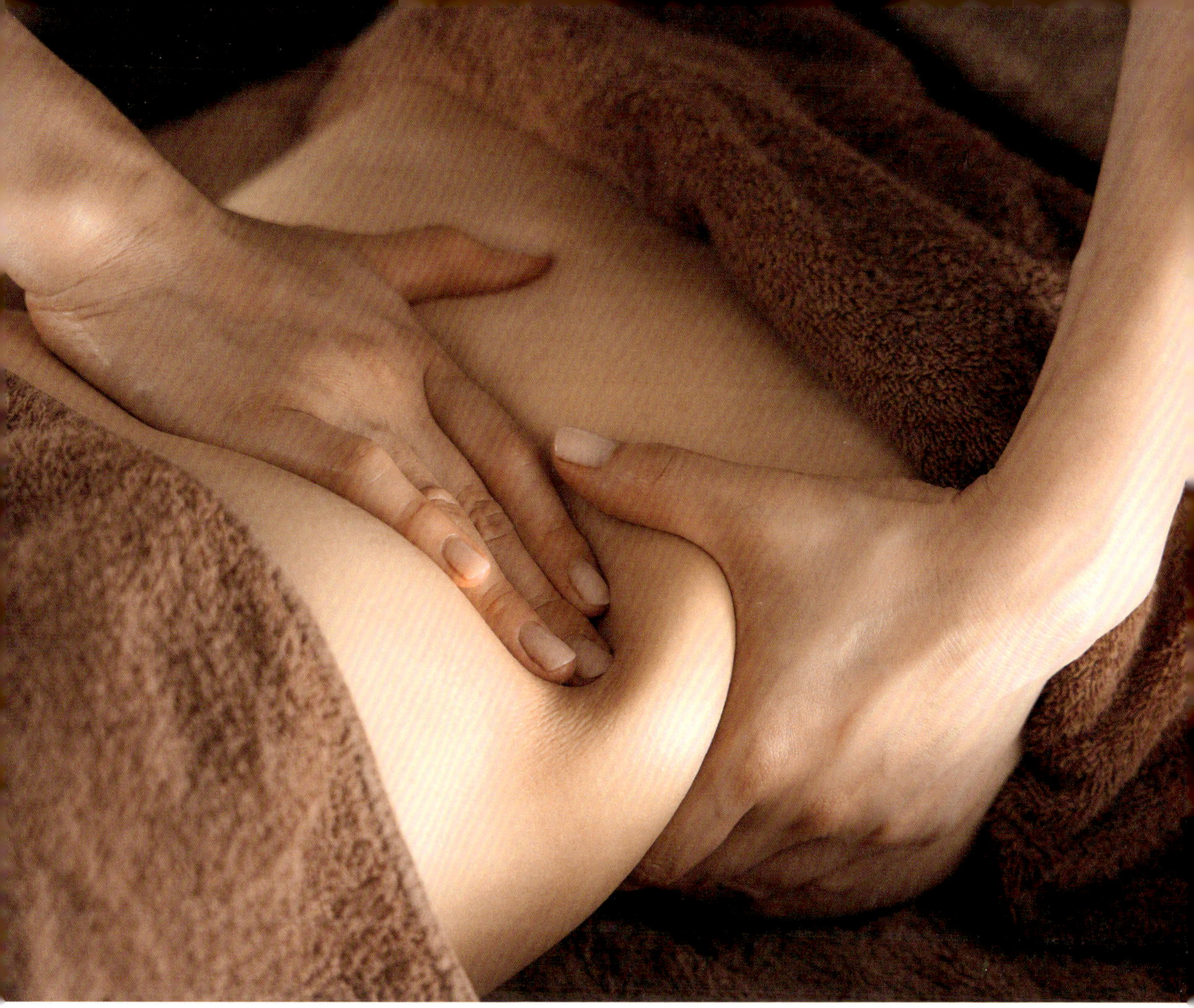

Sanfte Massage wirkt entspannend.

verbunden. Zur Mitte hin werden Sie Bekanntschaft mit Ihrer Blase oder – bei weiblichem Geschlecht – mit den Eierstöcken machen.

Nehmen Sie sich für die Tiefenmassage Ihrer Körpermitte mindestens fünf Minuten Zeit. Legen Sie kurze Pausen für die Wahrnehmung und die Veränderung Ihres Bauchgefühls ein. Dazu setzen Sie sich auf. Nehmen Sie ebenfalls Ihren unteren Rücken mit der rückseitigen Bauchwand wahr. Er könnte ebenfalls von der Massage profitieren, da alle Bauchorgane über bindegewebige Strukturen mit dem Becken, Ihrer unteren Wirbelsäule und den unteren Rippen in Verbindung stehen. Fühlen Sie sich besser getragen und leichter?

DEM ERLEBTEN NACHSPÜREN

Wie geht es Ihnen nach der eingehenden Erkundung und Massage der Weichteile Ihres Bauches? Hat sich Ihr Bauchgefühl verändert? Sind Sie auf unangenehme oder gar auf schmerzende, stechende Stellen gestoßen? Konnten Sie diese Stellen entspannen? Haben Sie jetzt ein gutes Gefühl mit Ihrem Bauch?

Sollten Sie aufgrund schmerzender Bereiche beunruhigt sein, können Sie diese ärztlicherseits untersuchen lassen. In den meisten Fällen handelt es sich aber lediglich um ins Stocken geratene Verdauungsprozesse, die Sie durch die Tiefenmassage Ihres Bauches verbessern können.

Der zweite Schritt – die perfekte Welle des Beckens

Diese Übungsfolge dient der dynamischen Stabilisation und Stärkung Ihrer Köpermitte mit Becken, Bauch und unterem Rücken. So kommen Sie von der Schwingungsfähigkeit der Körpermitte zu Kraft und Wohlbefinden.

Sie werden je nach Position Ihres Beckens eine unterschiedlich starke Spannung Ihres Bauches und der unteren Rückenmuskulatur wahrnehmen. Die vermehrte Spannung des Bauches entspannt und verlängert den unteren Rücken. In der Rückbewegung wird die Spannung der unteren Rückenmuskulatur zunehmen, die Spannung der Bauchmuskulatur hingegen abnehmen. Beim Gehen werden Sie durch diese Übungsfolge im Liegen, Sitzen und Stehen eine große Leichtigkeit des Schwungbeines bei der Gehbewegung gewinnen. Der kräftigste Impuls des Schwungbeines entsteht durch die Muskulatur der Körpermitte – Beckenboden, Bauchmuskulatur und Hüftbeugemuskulatur. Dies führt beim Gehen zu einer wellenförmigen Bewegung des Beckens auf dem Drehpunkt des Hüftgelenkes.

DIE BECKENSCHAUKEL IM LIEGEN

Legen Sie sich in Rückenlage auf eine Matte. Stellen Sie Ihre Füße parallel mit angewinkelten Knien auf den Boden. Ihre Füße zeigen geradeaus und sind ungefähr hüftbreit aufgestellt. Sie spüren die ganze Fußsohle mit Ihren Zehen auf dem Boden. Ihre Knie befinden sich in einer Linie mit Ihren Füßen und haben den gleichen Abstand wie Ihre Füße. Sie sind nicht nach innen oder außen gekippt. Ihr großer und Ihr kleiner Zeh dienen Ihnen als Fühler für die Knieposition. Sie sind ungefähr gleich belastet. Dadurch zeigen Ihre Knie geradeaus. Ihr Becken liegt in der Mitte auf dem Boden auf.

- Legen Sie Ihre Hände auf die Hüftbeinknochen Ihres Beckens. Ihre Finger liegen in den Leisten. Dort befindet sich der Drehpunkt für die Bewegung von Becken und Bauch, Ihr Hüftgelenk. Ihre beiden Ellbogen liegen locker auf dem Boden auf. Sie kommen in eine leichte Hohlkreuzposition. Bitte beachten: Unser Model hat die Arme neben sich liegen, damit die Position für Sie gut sichtbar ist. → 1
- Stellen Sie sich Ihr Becken als eine große Kugel vor. Sie beginnen, ausgehend von Ihren Füßen, der Kugel Ihres Beckens einen Druckimpuls zu geben. Ihr Becken rollt, und Ihr unterer Rücken mit den gut beweglichen Wirbeln berührt dadurch sanft den Boden. Becken und Rücken liegen auf. → 2
- Rollen Sie wieder zurück. Im unteren Rücken entsteht ein kleiner hohler Bogen.
- Die Bewegung sollte nicht zu groß sein und im Gegensatz zu Pilates ohne Kraftaufwand ausgeführt werden. Sie üben das Gehen. Gehen bedeutet Schwingen und mit möglichst wenig Anstrengung den Körper rhythmisch durch Raum und Zeit zu bewegen. Heben Sie Ihr Becken deshalb bitte nicht als Ganzes nach oben, sondern rollen Sie es mit seinem ganzen Gewicht über den Boden.

1

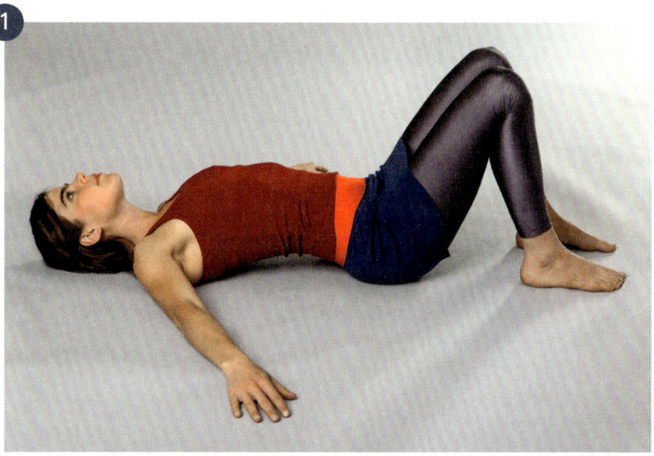

2

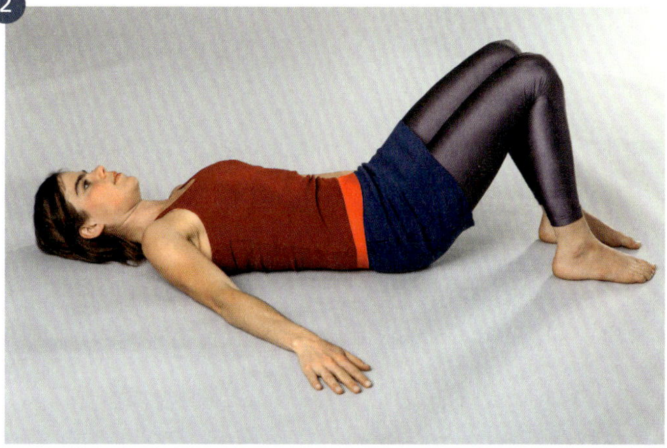

Im Moment der Auflage Ihres unteren Rückens wird der Beckenboden in Richtung Bauchnabel gezogen und gewinnt automatisch Spannung. Beim Zurückrollen in den Bogen der Lendenwirbelsäule entspannt sich der Rücken.

- Wiederholen Sie die Übung so lange, bis sich schließlich eine langsame, rhythmisch fließende Bewegung einstellt.

Beobachten Sie den Bewegungsimpuls ausgehend von Ihren Fußsohlen, über Ihr rollendes Becken, die Wirbelsäule bis hinauf bis zu Ihrem Hinterkopf. Ihr Nacken sollte sich in der Länge bewegen können. Läuft der Impuls die ganze Körperrückseite nach oben und wieder zurück? Können Sie sich selbst wiegen und schaukeln? Beobachten Sie auch Ihre Vorderseite. Dort entsteht durch die Einrollbewegung des Beckens eine kleine Spannungserhöhung im Bereich des unteren Bauches zwischen Schambein und Bauchnabel.

Kombinieren Sie die Bewegung mit Ihrem Atemimpuls. Die Bewegung folgt dabei der Atmung und nicht umgekehrt. Es gibt für Sie dabei zwei Möglichkeiten der Kombination, einatmen bei gleichzeitigem Einrollen des Beckens oder ausatmen beim gleichzeitigen Einrollen des Beckens. Seien Sie sanft und rhythmisch in der Bewegung. Stellen Sie sich das Gehen vor. Abwechselnd schwingen linkes und rechtes Bein durch den Impuls der Körpermitte nach vorne.

DIE BECKENSCHAUKEL IM SITZEN

Wiederholen Sie nun die Übung auf einem Hocker oder auf einem Stuhl. Günstig ist eine harte Sitzfläche. Auf ihr können Sie deutlich die Position Ihrer Sitzbeinhöcker wahrnehmen. Nehmen Sie sich zu Beginn einen Moment Zeit für die Wahrnehmung Ihrer Sitzposition: Sitzen Sie auf, vor oder hinter Ihren Sitzbeinhöckern? Zu welcher Sitzposition neigen Sie in Ihrem Alltag? Versuchen Sie, sich jetzt für die Übung der Beckenschaukel zentral auf den Sitzbeinhöckern zu positionieren. Das kann auf einem harten Untergrund aufgrund der knöchernen Auflage deutlich spürbar sein.

- Legen Sie die eine Hand zwischen Schambein und Bauchnabel und die andere Hand auf den unteren Teil Ihres Rückens. Ihre Füße und Knie stehen im selben Abstand parallel und hüftbreit auseinander und zeigen geradeaus nach vorn. →1
- Rollen Sie Ihr Becken nach hinten, bis Ihre Lendenwirbelsäule ganz gerade und gestreckt ist. →2
- Rollen Sie wieder zurück, bis Sie einen leichten hohlen Bogen spüren. Erinnern Sie sich an die Ausführung in Rückenlage. Versuchen Sie dabei, Ihre obere Wirbelsäule aufrecht zu halten und nicht mit dem Brustkorb nach vorn und hinten zu kippen.

Diese Aufgabe lässt sich in der Rückenlage leichter durchführen, da der Boden ein Schwanken des Oberkörpers verhindert. In sitzender Position zu lernen, Becken und Bauch isoliert zu bewegen, ist für die Ausführung der Bewegung im Gehen aber sehr wichtig.

- Ihre Augen schauen geradeaus auf einen Punkt am Horizont. Ihr Nacken ist gestreckt, Ihr Kinn und Ihre vordere Halsseite weisen möglichst kein Doppelkinn auf. Sie können diese Übung – falls Sie viel sitzen müssen – gut in Ihren Alltag integrieren. Kippt das Becken nach vorne, kommt auch der Bauch nach vorne. Ist das Becken aufgerichtet, gibt dies eine vorteilhafte Bauch- und Rückenspannung.

1

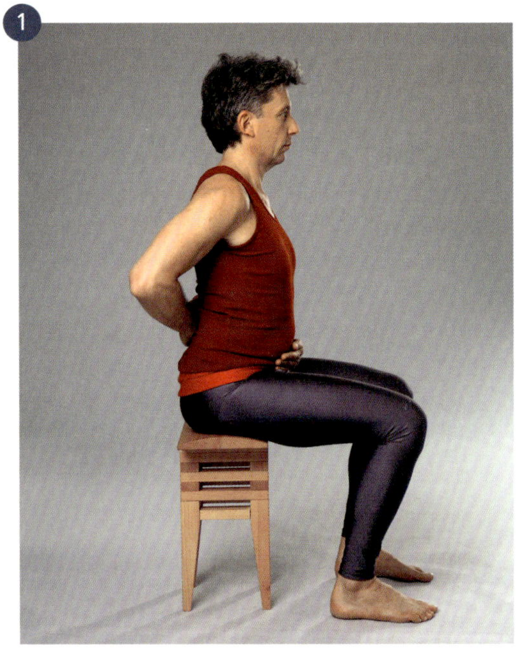

2

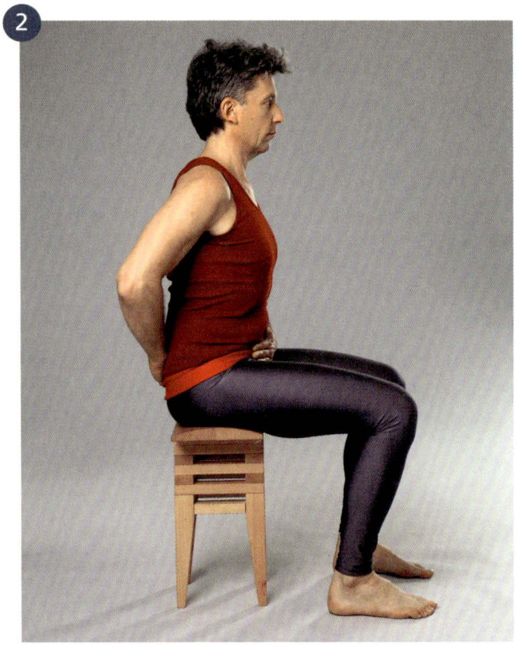

DIE BECKENSCHAUKEL IM STEHEN

Führen Sie die Übung im Stehen aus. Ihre Füße und Knie zeigen geradeaus. Ihr ganzer Fuß steht entspannt auf dem Boden. Das Gewicht ist gleichmäßig verteilt. Im Bild hängen meine Hände an der Seite, damit Sie die Bewegung des Beckens und des unteren Rückens gut erkennen können.

- Legen Sie die eine Hand zwischen Schambein und Bauchnabel und die andere Hand auf den unteren Teil Ihres Rückens. Sie können dadurch erneut die Zusammenarbeit von unterem Rücken und Bauch wahrnehmen und deren unterschiedliche Spannung unter Ihren Händen spüren. → 1
- Rollen Sie Ihr Becken in der Art, wie Sie es im Liegen und Sitzen praktiziert haben, hin und her → 2. Stellen Sie sich Ihr Becken als eine Wasserschale vor. Sie können die Schale nach vorn auskippen, genau in der Waagerechten halten oder nach hinten auskippen. Richten Sie Ihr Becken in die Waagrechte auf, verlagert sich die Belastung auf Ihren Füßen zunehmend auf die Außenseite und nach hinten zu den Fersen. Kippen Sie Ihren Brustkorb nicht nach hinten und schieben Sie Ihr Becken nicht nach vorn! Diese Gefahr besteht, falls Sie im Stehen bereits ein sehr gut aufgerichtetes Becken haben. Ein aufgerichtetes Becken können Sie nicht weiter aufrichten. Dann ist es wichtiger, die Bewegung in die Kippung nach vorne zuzulassen, um einen Spielraum für die Aufrichtung und die Bewegung der Beckenschaukel zu erhalten.
- Versuchen Sie, die Verankerung Ihres Beckens nach hinten unten zu den Fersen mit einer winzigen Bewegung Ihres Brustkorbs nach vorne zu kombinieren. Ihre Füße sind der Spiegel für die Bewegung. Sie stehen durch die kleine Bewegung des Brustkorbs nach vorne auch wieder auf dem Vorfußballen und Ihre Zehen liegen sanft auf dem Boden auf. Ihre Knie sollten während der Übung der Beckenschaukel im Stehen sanft gestreckt und trotz der Schaukelbewegung des Beckens ruhig bleiben. Am Verlauf des roten Gürtels können Sie die Beckenstellung leicht erkennen.

Sollte diese Übung in ihrer Exaktheit für Sie am Anfang schwierig sein, können Sie sich zur Hilfe und besseren Wahrnehmung auch mit dem Rücken an eine Wand stellen, damit Ihre Körperrückseite und der Brustkorb stabilisiert werden.

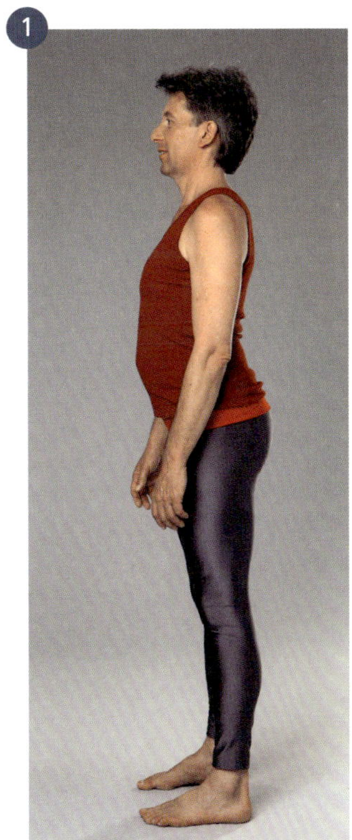

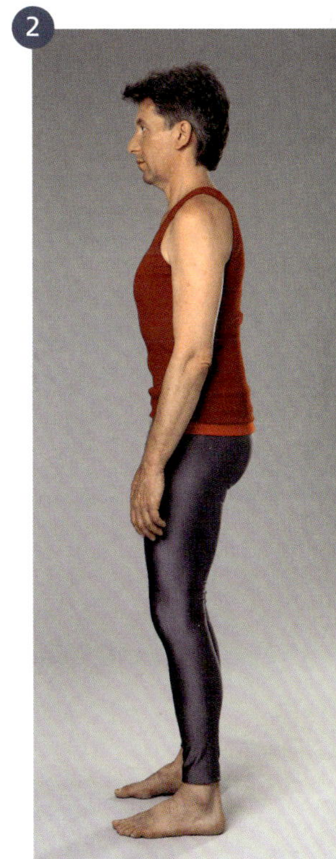

DIE SCHWUNGBEWEGUNG IM EINBEINSTAND

Stellen Sie sich jetzt in den Einbeinstand. Sollten Sie nicht freihändig stehen können, stützen Sie sich mit einer Hand an einer Wand ab. Auch hier sehen Sie die starke Impulsbewegung der Körpermitte am Verlauf des roten Gürtels.

- Legen Sie zwei Finger einer Hand zwischen Bauchnabel und Schambein. Tasten Sie mit der anderen Hand die Wirbelsäule Ihres unteren Rückens und suchen Sie den Punkt der größten Schwingung nach innen. Legen Sie dort die Hand auf der Wirbelsäule ab.
- Schwingen Sie jetzt Ihr Spielbein vor und zurück und beobachten Sie die Veränderung der Stellung Ihres Beckens sowie der Bauch- und Rückenspannung. Durch die große Schwungbewegung des Beines verändert sich Ihre Beckenstellung im Sinne der Beckenschaukel von allein. An diese Beobachtung können Sie sich beim späteren Üben im Gehen erinnern. →1 und →2

DIE STAND- UND SPIELBEIN-PHASE

Gehen Sie in eine kleine Schrittstellung: ein Fuß vorn, ein Fuß hinten, die Beine hüftbreit. Füße und Knie zeigen geradeaus →1 (s. S. 91). Achten Sie besonders auf Ihren hinteren Fuß. Zeigt er geradeaus? Ist die Außenseite Ihrer Ferse in Kontakt mit dem Boden? Wenn Sie zum ersten Mal üben, ist der hintere Fuß wahrscheinlich nach außen gedreht und hat die Tendenz, mit der Ferse

1

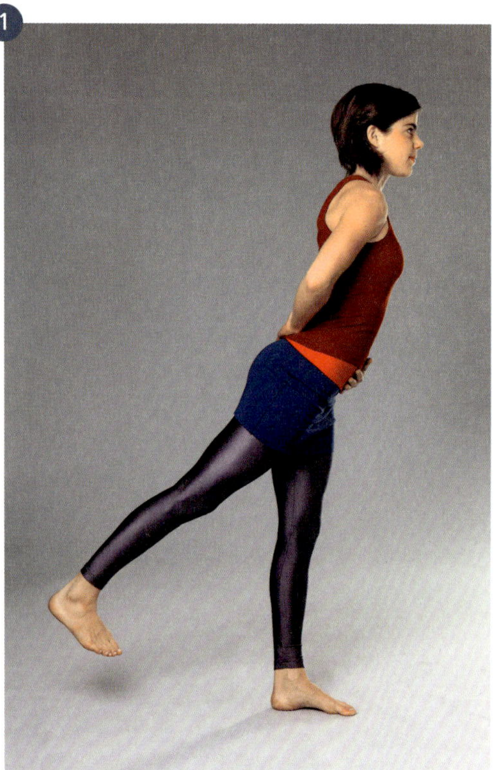

2

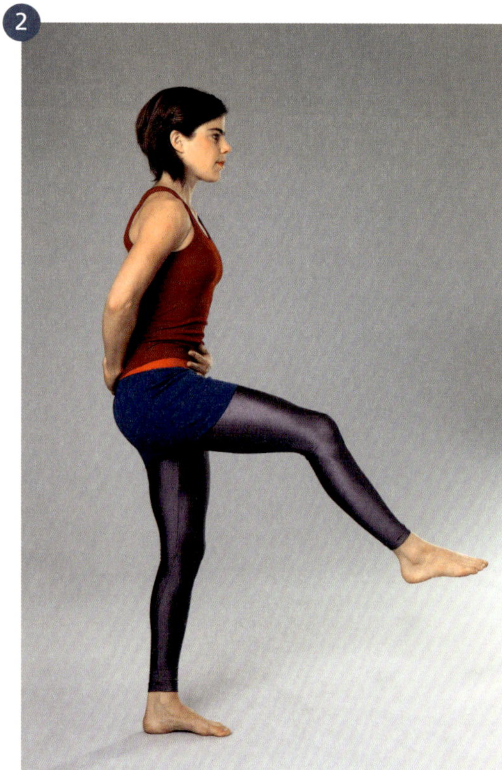

nach innen zu kippen. Kontrollieren Sie sich: Stehen Sie noch hüftbreit? Das hintere Bein ist von der Ferse über Achillessehne, Wade und Kniekehle bis zur Hüfte gestreckt. Es entsteht ein Gefühl von Spannung und Dehnung auf der Rückseite des ganzen Beines. Ihr Becken ist jetzt leicht nach vorn gekippt.

- Lösen Sie langsam das hintere Bein und schwingen Sie Ihr Bein in der Luft nach vorn. Das Knie wird dabei gebeugt und zeigt geradeaus. →2
- Schwingen Sie wieder zurück und stellen Sie den Fuß erneut in Schrittstellung gerade ab. Der Schwung Ihres Beines sollte aus dem Becken entstehen, Ihr Becken aufrichten und dadurch den unteren Rücken verlängern.

Vielleicht klappt es nicht sofort, das Gleichgewicht zu halten. Lassen Sie sich Zeit, die Balance zu finden.

Wieder, wie in allen Übungen davor, ist die Schaukelbewegung der Körpermitte aus Bauch und Becken entscheidend. Durch die gedehnte Vorspannung der Rückseite Ihres Beines, das sanfte Abdrücken Ihres Fußes und die Aufrichtbewegung Ihres Beckens schnellt Ihr Bein nach oben vorn. Wenn Sie diese Übung perfekt beherrschen, wird der Fuß Ihres Standbeines während der Bewegung des Schwungbeines ruhig und entspannt stehen.

- Üben Sie im Wechsel, einmal schwingt das linke Bein nach oben vorne, einmal das rechte. Achten Sie aber auf die Genauigkeit in der Übung. Der hintere Fuß steht immer gerade, und Ihr Becken ist auf der Standbeinseite stabil. Achten Sie bei dieser Übungsabfolge auf den Verlauf des roten Gürtels im zweiten Bild. Sie erkennen seine waagrechte Stellung in der Spielbeinphase.

1

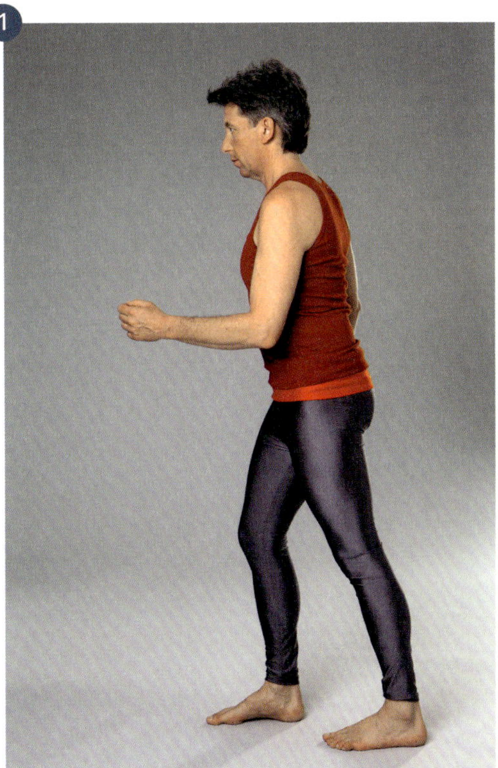

2

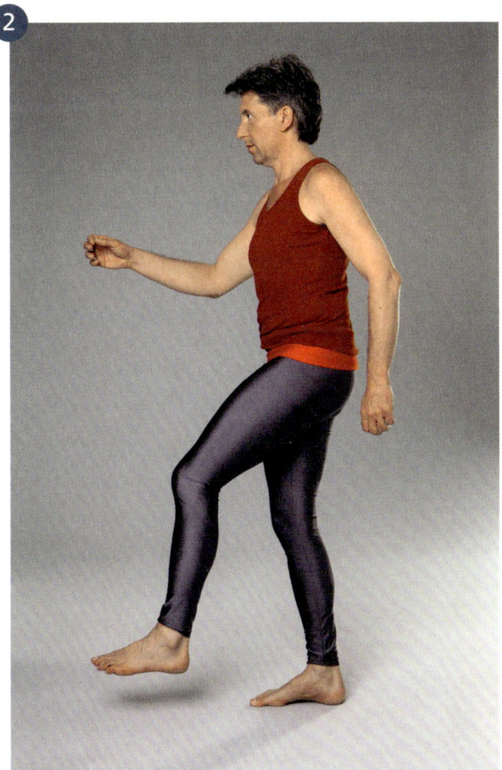

AUS DEM BAUCH HERAUS GEHEN

Nehmen Sie sich für die Auseinandersetzung mit den folgenden Anweisungen und Übungen Zeit. Machen Sie nach den Vorübungen einen kleinen Spaziergang im Freien und versuchen Sie, sich in Stille und Konzentration an das Geübte zu erinnern. Diese Integration in den Alltag ist Ihr entscheidender Schritt. Sie üben nicht um des Übens willen.

Die Integration der Beckenschaukel ins Gehen ist in erster Linie die Suche nach Leichtigkeit durch Rhythmus und Schwingung. Da unser Nervensystem mit erlernten Bewegungsautomatismen arbeitet, ist es wichtig, beim Gehen – im Gegensatz zum Üben – nicht allzu aktiv einzugreifen. Sie fühlen sich ansonsten schwer, angestrengt und lustlos und haben am Ende das Gefühl, nicht mehr »richtig« gehen zu können. Die Muskulatur verspannt beim Gedanken an das Richtig. Sie verlieren Ihre Schwingungsfähigkeit. Die Erinnerung an das Erlebte, an die Erfahrung, die Sie beim Üben gesammelt haben, das Nachspüren sind ausreichend. Begeben Sie sich auf die Suche nach der Leichtigkeit.

Ich werde Ihnen die Integration ins Gehen zuerst in einer sehr langsamen Bewegungsabfolge, in einer Art Zeitlupe, schildern. Danach gehen Sie in Ihrem üblichen Tempo los.

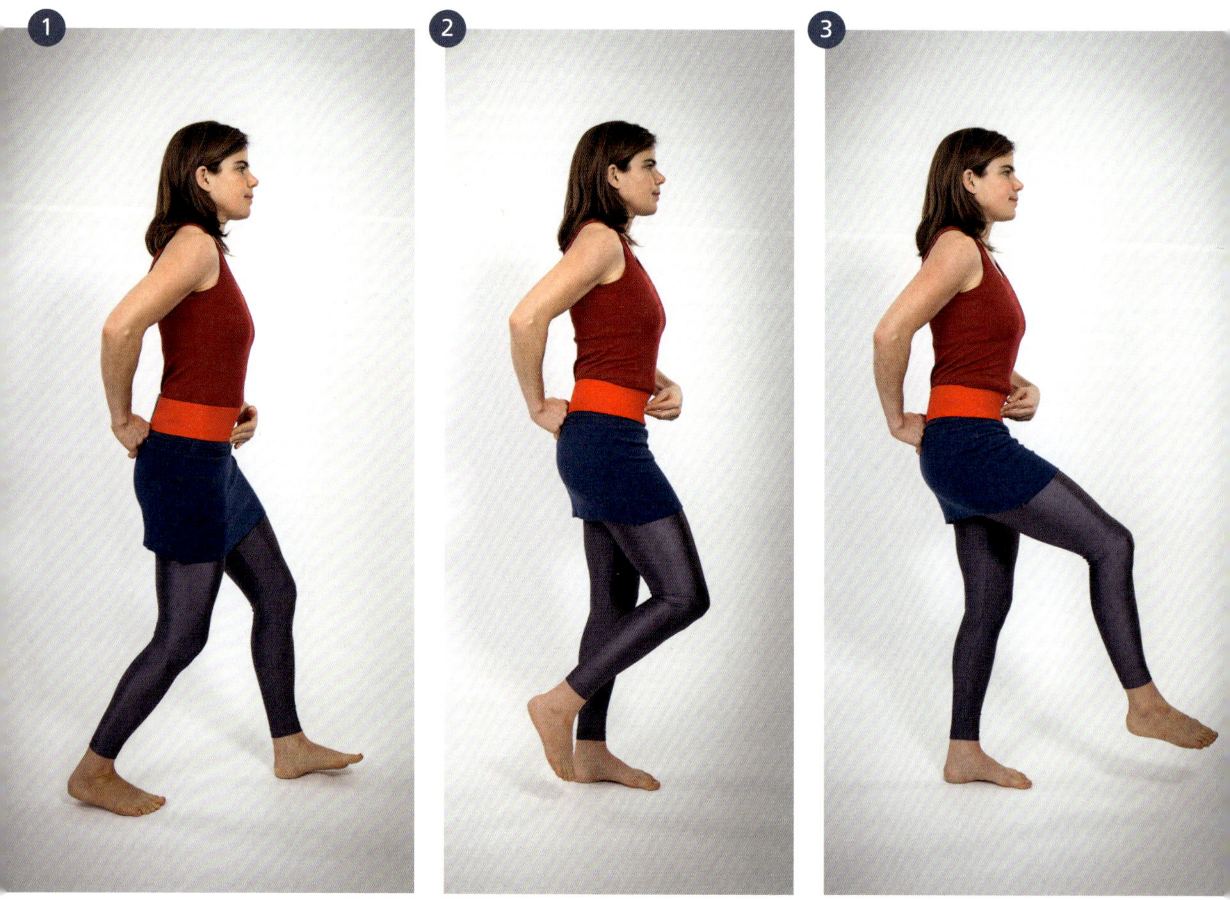

Die Veränderung Ihres Ganges ist ein lebenslanger Prozess. Er gelingt nur mit Freude und Spaß, den hervorstechenden Eigenschaften bei der kindlichen und auch erwachsenen Bewegungsentwicklung.

Üben Sie jetzt die Bewegung der Beckenschaukel im langsamen Gehen.

- Legen Sie die Finger einer Hand in den Raum zwischen Schambein und Bauchnabel →1 (s. S. 92). Sie können dort die feine und sehr gut verschiebbare Haut Ihres unteren Bauches wahrnehmen. Ziehen Sie dazu die Haut ein wenig nach oben, ohne mit den Fingern über die Haut zu rutschen. Stellen Sie sich eine Zugverbindung zu Ihrem Knie vor. Sie sind jetzt eine Marionettenspielerin oder ein Spieler.
- Gehen Sie sehr langsam los und versuchen Sie, den Anhebe- und Schwungimpuls für das Spielbein aus Ihrem unteren Bauch, Ihrer Körpermitte, zu geben. Beim Landen auf dem Standbein lassen Sie Ihr Becken wieder ein klein wenig nach vorne kippen. →2
- Versuchen Sie, rhythmisch abwechselnd einmal mit dem linken und einmal mit dem rechten Bein die Beckenschaukel zu integrieren. Sie schwingen jetzt Ihre Beine aus Ihrer Mitte. Sollten Sie die Bewegung gut beherrschen, steigern Sie Ihr Tempo. Das Zentrum für den Impuls des Spielbeines bildet Ihr unterer Bauch. →3

INTUITIVES GEHEN ÜBEN

Gehen ist, wie schon erwähnt, ein automatisierter Prozess, wir suchen nach Leichtigkeit durch Rhythmus und Schwingung. Dadurch erreichen wir das evolutionäre Ziel, mit möglichst wenig Energieverbrauch möglichst weit zu kommen. Dies erzielen wir durch eine gute Bewegungskoordination unseres Körpers, durch den Erhalt der einmal investierten muskulären Bewegungsenergie. Wichtig sind die Bewegung des Rumpfes und dort wiederum die Bewegung der Körpermitte als Ausgangspunkt für die Schwingung der Beine, vor allem in der Spielbeinphase. Ist die Bewegungskoordination ungünstig, müssen wir mehr muskulären Kraftaufwand betreiben – das strengt an! Deshalb ist es wichtig, den Impuls für die Beckenschaukel nicht mehr aktiv zu geben. Sie erinnern sich nur noch an die ausgeführten Übungen. Ich werde Ihnen aber für das freie Gehen einige Gedanken, Fragen und Anweisungen mitgeben.

Starten Sie! Stellen Sie sich vor, dass das Gehen ein kontrolliertes Nach-vorne-Fallen ist. Ihr ganzer Körper neigt sich, angepasst an Ihre Gehgeschwindigkeit, in den Schritt. Sie schieben mit Ihren Füßen den Boden sanft nach hinten. Die Neigung des Körpers in den Schritt ist bei normaler Gehgeschwindigkeit von 3–5 km/h relativ gering und wird erst bei einem schnellen Sprint deutlich wahrnehmbar.

Spüren Sie jetzt dem Gewicht Ihrer mit der Schwerkraft nach unten hängenden Arme nach. Können Sie jeden einzelnen Finger und Ihre loslassenden Hände spüren? Das Wort »Loslassen« bedeutet im eigentliche Sinne, die Hände zu öffnen. Pendeln Ihre Arme, schwingen Sie vor und zurück? Und wodurch entsteht die Pendelbewegung der Arme?

Um dieser Frage nachzugehen, spüren Sie jetzt der Verbindung Ihrer beiden Arme nach. Gehen Sie mit Ihrer Wahrnehmung in den Bereich des Brustbeines. Es sollte bei jedem Schritt ein biss-

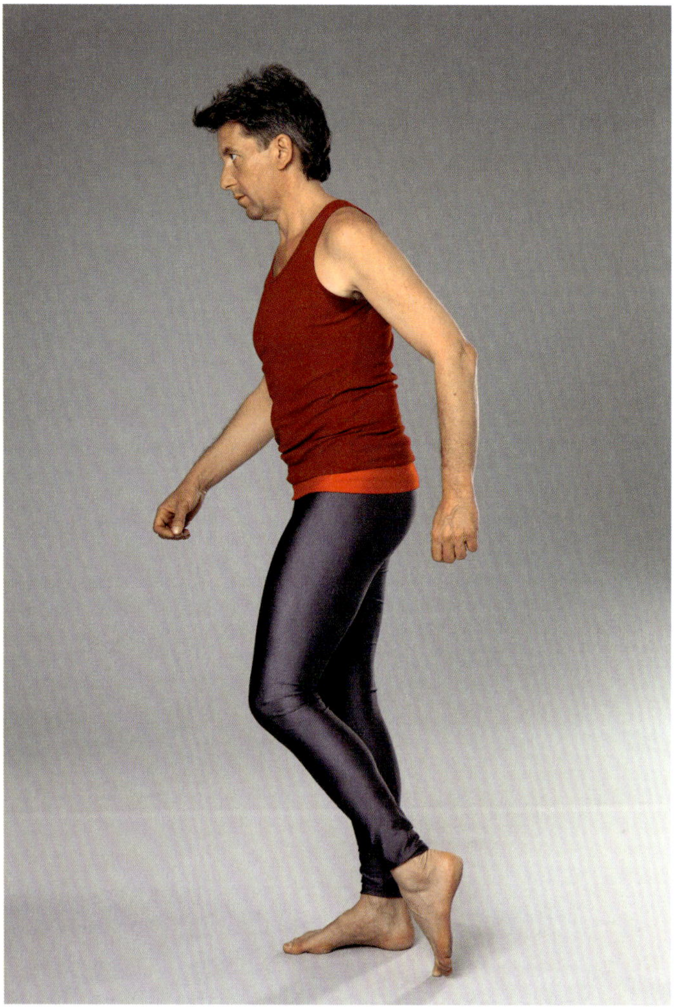

Diese kleine Neigung des Gesamtkörpers ermöglicht uns, den Boden beim Gehen zu beobachten, ohne den Kopf nach unten neigen zu müssen.

chen nach links und nach rechts drehen. Diese kleine Drehbewegung löst das Pendel Ihrer nach unten hängenden Arme mit geöffneten Händen aus. Fühlt es sich leicht an? Ist diese Bewegung angenehm für Ihre Schultern und Ihre Nackenmuskulatur?

Ihre Arme pendeln weiter durch die Drehung des Brustkorbes und hängen mit der Schwerkraft mit geöffneten Händen nach unten. Die offenen Hände zeigen Ihnen, ob Sie in Leichtigkeit schwingen oder, bei angespannten Händen und Fingern, ob Sie etwas tun möchten. Tun Sie nichts, genießen Sie die Schwerkraft und stimmen Sie Ihr zu. Jetzt übertragen Sie dieses Gefühl auf Ihre Beine. Stellen Sie sich auch bei Ihren Beinen vor, dass sie wie Ihre Arme nach unten hängen. Sie hängen aus Ihrem Bauch heraus mit der Schwerkraft nach unten. Der einzige Unterschied zu den Armen besteht in der Berührung des Bodens durch die Füße, die durch den Halt und die Reaktionskraft des Bodens den Untergrund mithilfe der Füße sanft nach hinten schieben. Ihr Becken und Ihr Bauchraum schwingen immer abwechselnd Ihr Spielbein nach vorne oben.

Der dritte Schritt – ein kraftvoller und aktiver Bauch

Das rückenschonende Training der Bauchmuskulatur verbessert die Aktivität der Körpermitte beim Gehen. Alle folgenden Übungen sind eine Wiederholung der Bewegungen Ihrer Körpermitte als Teil Ihres Beines beim Gehen, der Fokus liegt auf der vorderen Bauchwand.

Das folgende Training der geraden Bauchmuskulatur und des Hüftbeugers im Liegen beinhaltet erneut eine Rollbewegung des Beckens und mündet in die Integration des Schwungs Ihrer Körpermitte in Ihren Gang. Ich habe bewusst rückenschonende Stabilisationsübungen ausgewählt, die sich immer auf Ihre spätere Aufgabe der Integration der Bewegungen in Ihren Gang beziehen. Durch die Kunst der Wiederholung und den wiederholten Blick auf die gleiche Aufgabe – das Gehen – werden sich Ihre Bewegungsmuster Schritt für Schritt verändern.

BAUCHMUSKULATUR UND HÜFTBEUGER TRAINIEREN

Ihr Becken liegt mit den zwei Hüftbeinen und dem Kreuzbein in der Mitte auf dem Boden auf →1 (s. S. 96).

- Ziehen Sie beide Knie an Ihren Bauch. Die Füße stehen dadurch nicht mehr auf dem Boden. Der untere Rücken mit der Lendenwirbelsäule liegt durch die Beugebewegung der Beine in Hüft- und Kniegelenk und der daraus folgenden Einrollbewegung des Beckens auf dem Boden. →2
- Legen Sie Ihre Hände, am besten mit dem Handrücken, auf den Boden ab. Dadurch kommen Sie weniger in Versuchung, Ihre gebeugten Beine zu halten. Sie wollen ja Ihre Bauchmuskeln und Ihre Hüftbeuger aktivieren. Das kann ruhig ein bisschen anstrengend werden!
- Vollziehen Sie nun die vorige Übung der Beckenschaukel (Bild 1, S. 96) ohne den Impuls Ihrer Füße. Das langsame Einrollen des Beckens wechselt mit einer kleinen Bewegung des Loslassens. Sie trainieren dadurch auf sehr schonende Weise Ihre Rumpfstabilität. Ihre Beine werden in der anschließenden Umsetzung der Bewegung im Gehen durch den Impuls von Bauch und Becken sehr leicht und ohne große Anstrengung nach vorne schwingen.

Die Zusammenarbeit der Muskulatur von Becken und Bauch ist entscheidend für eine weniger angespannte vordere Oberschenkelmuskulatur. Arbeiten Ihre Bauchmuskulatur und Ihr Hüftbeuger beim Gehen durch eine Beckenkippung nach vorne unten beim Schwung Ihrer Beine nur wenig mit, kann sich die untere Rückenmuskulatur nicht entspannen. In der Folge wird sich die vordere Oberschenkelmuskulatur überanstrengen und sich zu kräftig entwickeln. Die im Vergleich zur Rückseite zu kraftvolle vordere Muskulatur führt zu einem Ungleichgewicht bei der dynamischen Stabilisation Ihres Beckens im Gehen.

- Wiederholen Sie die Ein- und Ausrollbewegung des Beckens mit Ihren zum Brustkorb angezogenen Knien möglichst langsam und ohne Schwung, bis Sie im Bereich zwischen Schambein und Bauchnabel eine deutliche Anstrengung verspüren.

Um die Übungsintensität zu steigern, falten Sie jetzt Ihre Hände unter dem Hinterkopf. Stellen Sie sich Ihre Arme mit den Ellenbogen als Schmetterlingsflügel vor. →3

- Schließen Sie die Flügel vollständig und öffnen Sie sie wieder bei Schmerzfreiheit des Schultergelenkes bis zum Boden.
- Vollziehen Sie diese Bewegung mehrmals und nehmen Sie dabei das Gewicht Ihres Kopfes, der weiter in den Handschalen liegt, wahr. Sie können sich das Öffnen und Schließen der Flügel eines auf einem Blatt sitzenden Schmetterlings vorstellen.
- Zum Schluss schließen Sie Ihre Arme (Flügel) vollständig. Die Unterarme berühren dabei Ihre Kopfseiten.
- Heben Sie mit Ihren Händen, Ellbogen voraus, das Gewicht Ihres Kopfes in einer Einrollbewegung nach oben und versuchen Sie, zu Ihrem Bauchnabel zu blicken. Gleichzeitig erfolgt wieder die Einrollbewegung des Beckens.
- Halten Sie diese Position, bis ein Zittern der Bauchmuskulatur entsteht. Entspannen Sie dabei die Muskulatur Ihres Hals- und Nackenbereichs. Sollte Ihnen die angespannte Position sehr schwerfallen, kann der Grund in einer verkürzten Muskulatur der Oberschenkelrückseite liegen. Üben Sie sie trotzdem und atmen Sie immer weiter, auf keinen Fall den Atem anhalten!

1

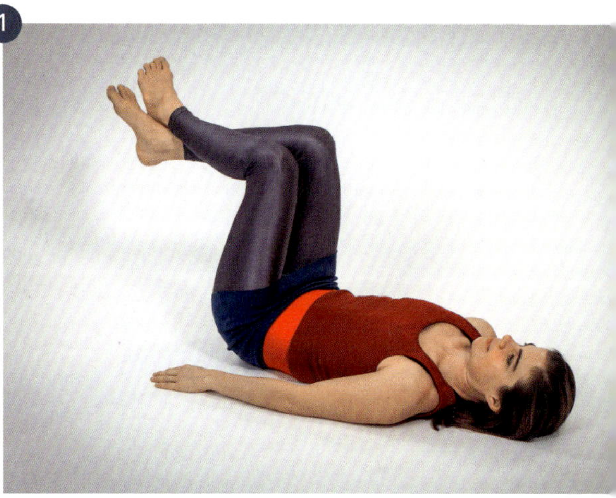

2

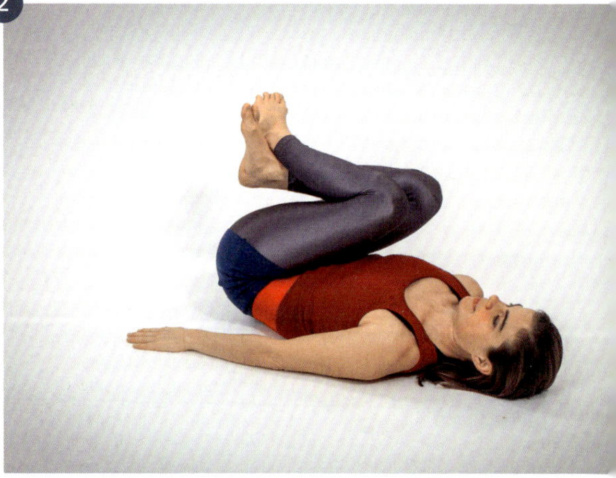

3

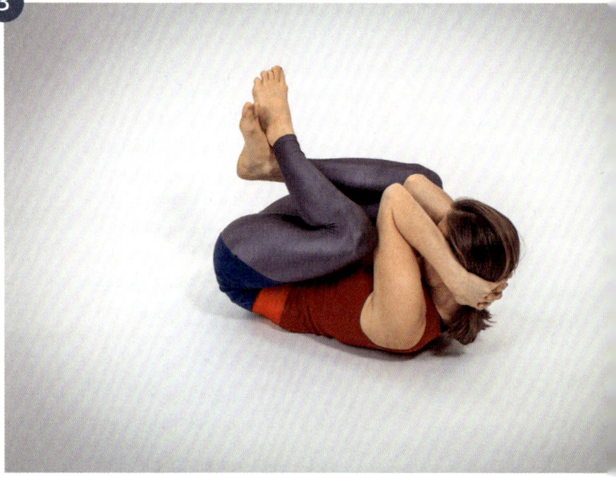

INTEGRATION IN DEN ALLTAG – DIE KUNST DES GEHENS

Stehen Sie langsam auf und gehen Sie nach dieser Anstrengung für Ihre Hüftbeuge- und Ihre Bauchmuskulatur wieder los! Sie werden in den folgenden Anweisungen vieles aus dem vorigen Übungskapitel finden. Ich beschreibe Ihnen Ihre Aufgabe nur unter einem veränderten und erweiterten Blickwinkel.

Spüren Sie der Leichtigkeit Ihrer nach unten hängenden Arme nach. Können Sie jeden einzelnen Finger und Ihre loslassenden Hände spüren? Vergleichen Sie die Spannung Ihrer beiden Hände. Gibt es einen besonderen Finger, auf den Sie Ihre Konzentration richten wollen? Pendeln Ihre Arme, schwingen Sie durch die kleine Drehbewegung von Brustkorb und Brustwirbelsäule vor und zurück? Fühlt sich die Bewegung leicht an?

Jetzt übertragen Sie dieses Gefühl wieder auf Ihre Beine. Stellen Sie sich vor, dass sie wie Ihre Arme nach unten hängen. Dabei befinden sich die oberen Aufhängepunkte Ihrer Beine am Ansatz Ihrer zwölften Rippe, unterhalb des Zwerchfells, und an den Seiten der Lendenwirbel. Dort beginnt Ihr Hüftbeuger *(M. iliopsoas)*. Sie können sich beide Hüftbeuger wie die Schaukelseile Ihrer Beine vorstellen.

Beide Hüftbeuger und auch Ihr Becken und Ihr Bauchraum schwingen immer abwechselnd Ihr Spielbein nach vorne oben.

Erinnern Sie sich an die Übungen für Ihren Bauch. Sie können dadurch die zentrale Bedeutung dieser Muskulatur für das Gehen erkennen. Schwingen Ihr Bauch und Ihr Becken im Sinne der Beckenschaukel vor und zurück? Ist Ihre Körpermitte das Kraftzentrum Ihres Ganges? So geht Gehen in Kraft und Konzentration.

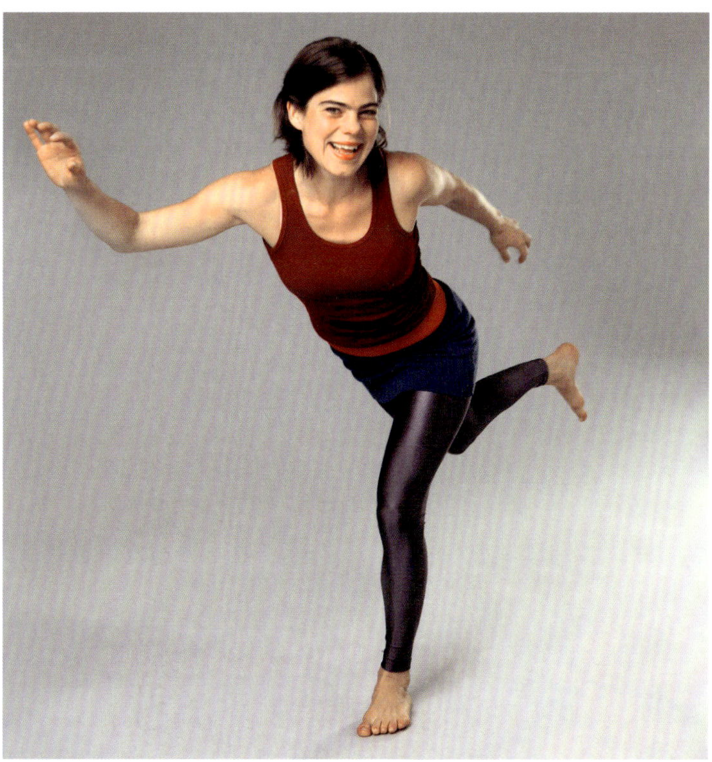

Mit Schwung und Leichtigkeit den Alltag meistern!

Der vierte Schritt – die Verwringung des Körpers im Gehen

Ihr Becken und Ihr Bauch verbinden beim Gehen als Drehpendel Ihre beiden Beine. Dadurch entsteht neben der Schaukelbewegung Ihres Beckens eine Rotationsbewegung um die Längsachse Ihrer Wirbelsäule.

Wie rund das Zusammenspiel aller Teile läuft, ist das Geheimnis von Dynamik und Kraft. Aus diesem Grund widmen wir uns im vierten Schritt den diagonalen Verbindungen in unserem Körper. Die Übungen beginnen im Liegen.

- Ihr Becken liegt in der Ausgangsstellung mit den zwei Hüftbeinen und dem Kreuzbein in der Mitte auf dem Boden auf.
- Sie ziehen beide Knie an Ihren Bauch. Die Füße stehen dadurch nicht mehr auf dem Boden. Der untere Rücken mit der Lendenwirbelsäule liegt durch die Beugebewegung der Beine in Hüft- und Kniegelenk und der daraus folgenden Einrollbewegung des Beckens deutlich auf. Die Unterschenkel sind über Kreuz. → 1
- Legen Sie Ihre Hände mit dem Handrücken auf dem Boden ab. Jetzt ziehen Sie mit Ihren gebeugten Knien einmal zur rechten und dann zur linken Schulter. Bleiben Sie dabei mit dem Schultergürtel stabil auf dem Boden liegen. Nur Beine und Becken rollen ein wenig zur Seite. →2 und →3
- Sie können sich bei der alternierenden Rechts-links-Bewegung die Rollfläche Ihres Beckens als Halbkreis vorstellen. Geben Sie bei der Rollbewegung zur zentralen Auflage auf die Mitte des Kreuzbeines mit dem Heranziehen der Beine immer wieder ein bisschen nach und starten Sie mit dem Anziehen in der Bewegung zu den Schultern wieder von vorne. Vollziehen Sie die Bewegungen langsam und kontinuierlich. Die Halbkreisbewegungen von Beinen und Becken lassen sich an der Ausrichtung der Knie erkennen.

STEIGERUNG DER INTENSITÄT DES TRAININGS

Um die Übungsintensität zu steigern, falten Sie jetzt Ihre Hände unter dem Hinterkopf. Schließen Sie Ihre Arme vollständig, die Ellenbogen zeigen nach vorne. Die Unterarme berühren Ihre Kopfseiten.

- Heben Sie mit Ihren Händen das Gewicht Ihres Kopfes an. Gleichzeitig erfolgt wieder die Einrollbewegung des Beckens. Knie und Becken ziehen jetzt aber diagonal entgegengesetzt zu Armen und Kopf.
- Halten Sie die eingenommene diagonale Position, bis ein Zittern der Bauchmuskulatur entsteht. Dann wechseln Sie die Diagonale und verfahren dort genauso.
- Entspannen Sie während des Haltens die Muskulatur Ihres Hals- und Nackenbereichs. Atmen nicht vergessen!

1

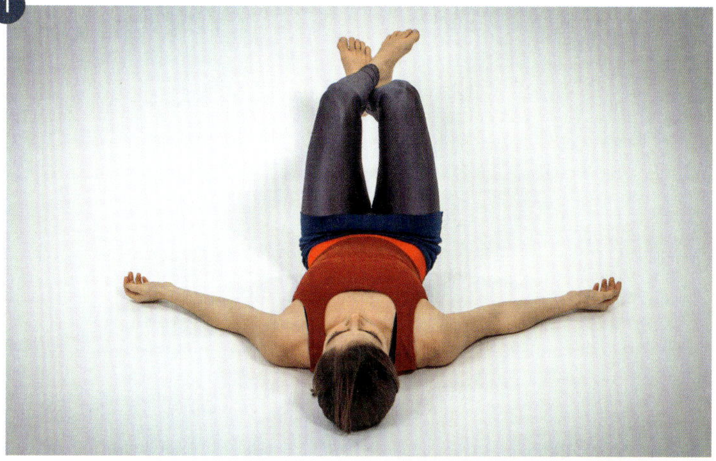

2

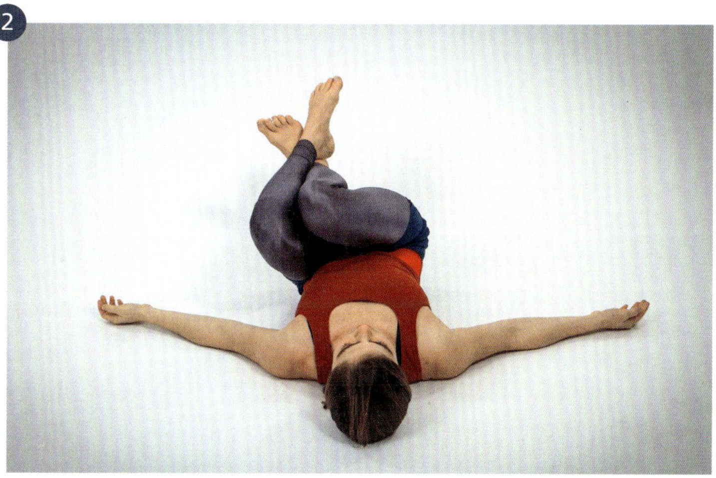

3

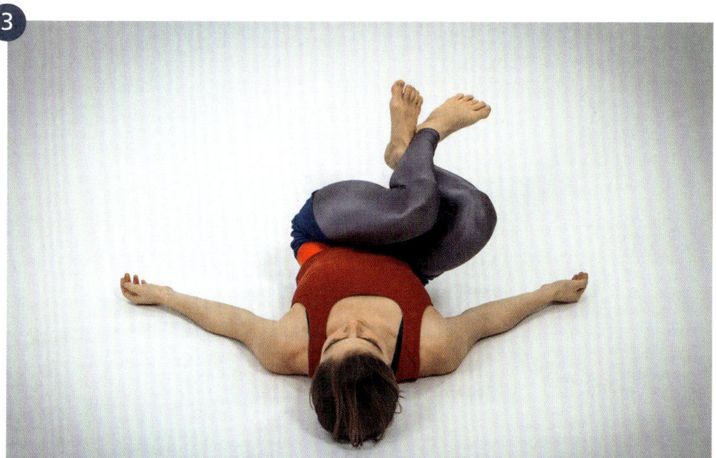

DAS TRAINING DER SCHWINGUNG IN DER DIAGONALE

Sie liegen mit ausgestreckten Beinen auf dem Rücken. Vergleichen Sie Ihre beiden Körperhälften. Wie ist Ihre Auflagefläche beschaffen? Wie viel Spannung haben Ihre beiden Gesäßhälften? Wie groß ist der Abstand der Lendenwirbelsäule zum Boden? Wie ist der Raum zwischen Ihren Schulterblättern beschaffen? Wie groß ist die Fläche zwischen dem linken bzw. rechten Schulterblatt und der Wirbelsäule? Wie ausgewogen ist die Verbindung beider Körperhälften?

Besteht ein starker Unterschied sowohl in der Lende als auch zwischen den Schulterblättern, zeigt Ihnen das eine unterschiedliche Ausrichtung und Organisation Ihrer beiden Körperseiten an. Sie werden in einer der Phasen Ihres Schrittes bessere Balance finden, und Ihr Schwungbein wird ebenfalls gekonnter als das andere Bein nach vorne schwingen. Auf der anderen Seite wird es schlechter laufen. Ihre Füße werden außerdem unterschiedlich geformt sein.

Stellen Sie beide Beine nebeneinander auf. Ihre Fußsohlen mit Ihren Zehen zeigen gerade nach vorn. Achten Sie wieder auf die exakte Stellung Ihrer Füße. Sie stehen auf derselben Höhe und hüftbreit nebeneinander. Ihre Knie stehen in einer Linie mit Ihren Füßen. Ihr Becken liegt mit den zwei Hüftbeinknochen und dem Kreuzbein in der Mitte auf dem Boden auf.

- Legen Sie Ihre Hände links und rechts auf die Hüftbeine. Stellen Sie sich Ihr Becken und Ihren Bauch wieder als eine Kugel vor. → 1
- Sie üben immer abwechselnd, einmal mit dem rechten Fuß und einmal mit dem linken Fuß, Druck auf den Boden aus. Ihr Becken rollt dadurch von rechts nach links und wieder zurück. Ihr Becken bewegt sich wie Ihr Kopf, wenn Sie nach rechts oder links schauen wollen. → 2 und → 3

Der Druck des Fußes auf den Boden soll langsam und kontinuierlich zunehmen. Sie erreichen die Druckverstärkung, weil sich Ihr Knie ein wenig über den Fuß nach vorne bewegt und dadurch an Ihrem Becken gezogen wird. Das Becken wird auf dieser Seite angehoben und rollt auf die andere Seite.

- Reduzieren Sie den Druck langsam. Ihr Becken landet wieder sanft in der Ausgangsposition in der Mitte des Kreuzbeines.
- Nun üben Sie mit dem anderen Fuß Druck aus und wiederholen dieses Spiel Ihrer Füße, bis wieder eine fließende Bewegung der Beckenkugel entsteht.
- Achten Sie darauf, Ihr rollendes Becken nicht komplett anzuheben.

Das ganze Gewicht des Beckens rollt über den Boden. Wenn Sie sich einen Punkt auf einer Kugeloberfläche vorstellen, der sich auf der Unterseite befindet, wird er sich beim Rollen nach oben bewegen. Können Sie auf beiden Seiten gleich gut rollen? Oder gibt es ein Ungleichgewicht?
Da sich in der Mitte Ihrer Leiste das Kugelgelenk der Hüfte befindet, ist es Ihnen möglich, während des Drehens Ihres Beckens das Bein gerade zu stellen und nicht hin und her zu kippen. Sollten Sie dies am Anfang noch nicht schaffen, ist es nicht weiter schlimm. Je öfter Sie die Bewegung üben, desto leichter werden Sie Ihre Beine ruhig halten können. Sie bemerken dann, dass Ihre Fußsohlen weder nach außen noch nach innen kippen. Ihre Knie gehen im Moment des Drucks gerade nach vorn und weichen nicht zur Seite aus.
Es ist wichtig, den Unterschied Ihrer beiden Seiten und vor allem Ihrer Beine zu beobachten. Auf der weniger gut organisierten Körperseite wird das Bein mit dem Knie in den meisten Fällen unruhiger sein und mehr nach innen oder außen kippen. Die Kunst ist, Ruhe in die Bewegung zu bringen.

1

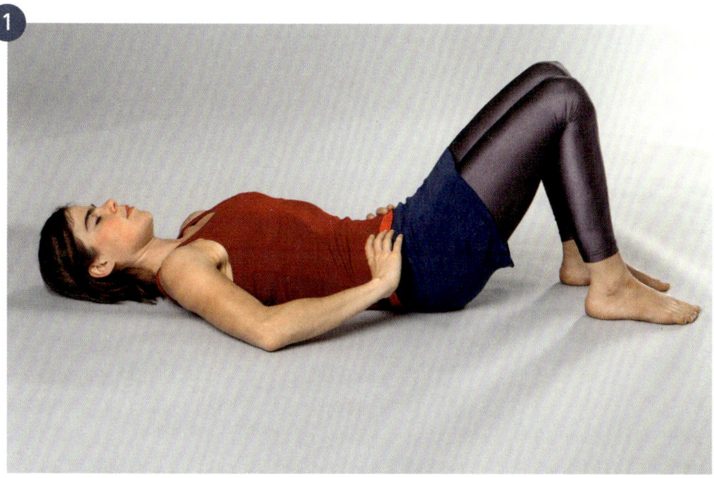

2

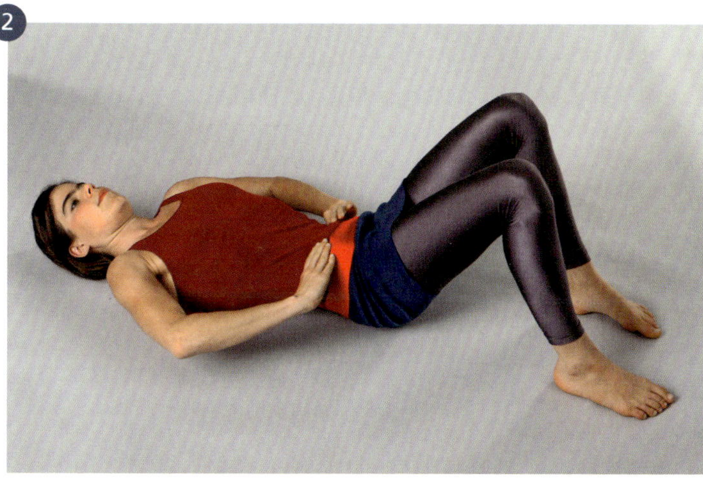

3

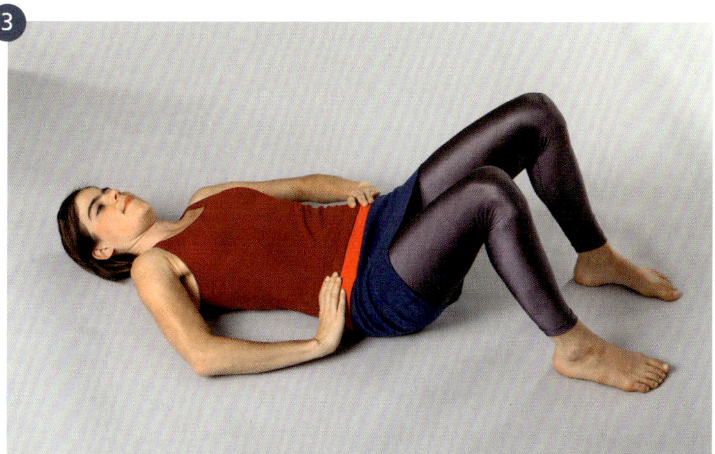

DIE INTEGRATION IN DEN ALLTAG – DER SCHWUNG

Gehen Sie los und entdecken Sie den Schwung Ihrer Körpermitte.

- Sie schieben mit Ihren Füßen den Boden sanft nach hinten. Spüren Sie dem Gewicht Ihrer mit der Schwerkraft nach unten hängenden Arme nach. Können Sie das Gewicht Ihrer Fingerkuppen spüren?
- Stellen Sie wieder eine Verbindung zwischen Ihrer rechten und linken Hand her. Gehen Sie hierfür mit Ihrer Wahrnehmung zu Ihren beiden Schlüsselbeinen. Sie sollten bei jedem Schritt immer ein bisschen nach links und nach rechts drehen. Fühlt sich die schwingende Bewegung leicht an? Ist diese Bewegung auch angenehm für Ihre Schultern?
- Übertragen Sie jetzt dieses Gefühl auf Ihre Beine. Sie hängen aus Ihrem Bauch nach unten. Der einzige Unterschied zu den Armen besteht in der Berührung der Füße zum Boden.

Erinnern Sie sich an die Drehbewegungen Ihres Beckens auf dem Boden? Ihre Körpermitte schwingt durch Beckenschaukel und alternierende Drehung nach rechts und links Ihr Spielbein nach vorn oben. Bleiben Sie aber bei der Vorstellung, dass Ihre Beine nach unten hängen und von der Körpermitte aus bewegt werden. Ihre Augen blicken entspannt auf Ihr Ziel, Körpermitte und Brustkorb verwringen sich gegensinnig. Dadurch kommen Sie ins Gleichgewicht. Und wenn Sie dann im Gleichgewicht sind – Gratulation!

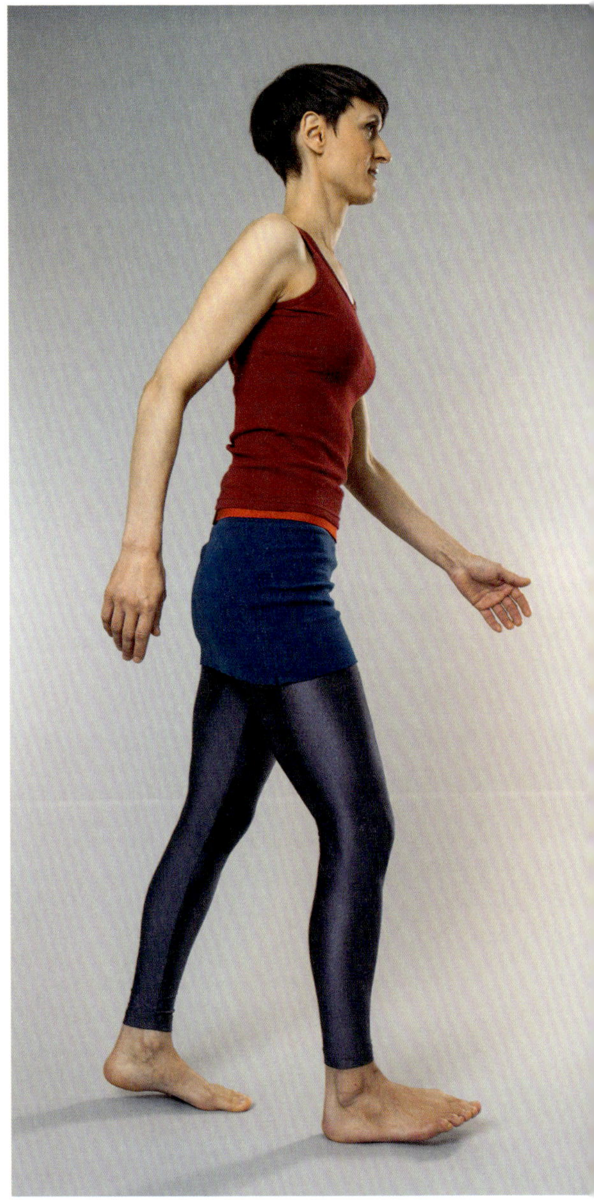

Das Loslassen von Armen, Händen, Beinen und Füßen durch die Impulse von Brustkorb und Körpermitte in Perfektion.

Der fünfte Schritt – Entspannung und Dehnung der Hüftbeugemuskulatur

Die Öffnung und Streckfähigkeit des Hüftgelenkes ist Voraussetzung für den aufrechten Gang des Menschen. Anhand der folgenden Übungen können Sie die Bewegung der Öffnung und Streckung im Hüftgelenk verbessern und dadurch mit größerem Elan gehen.

Sie haben durch die Übungen in den vorherigen Kapiteln Leichtigkeit mit Körperspannung verbunden, Ihre Körpermitte und damit Ihren Bauch aktiviert. Für die korrekte Umsetzung all des Wissens ist die Streckfähigkeit Ihres Hüftgelenkes entscheidend, da nur dadurch Ihr Schwungbein mithilfe der Beckenschaukel frei nach vorne schwingen kann. Sie erinnern sich: Das Hüftgelenk befindet sich auf mittlerer Höhe Ihrer Leiste und wird vom Knochen des Oberschenkels mit seinem runden Kopf und dem Becken gebildet. Ab dem Zeitpunkt des ersten Fersenkontaktes des auftretenden Fußes und dem Beginn der Standbeinphase streckt sich Ihr Bein beim Gehen. Zuerst gegen die Schwerkraft durch die Streckung des Kniegelenkes nach oben und dann durch die stetige Vorwärtsbewegung des Körpers über dem stehenden Fuß nach hinten. Die größte Streckung Ihres Hüftgelenkes wird kurz vor Ende der Standbeinphase erreicht, bevor die Ferse des hinteren Fußes sich wieder vom Boden abhebt.

Idealerweise entsteht durch die Dehnung des Beines nach hinten eine Vorspannung in Bindegewebe und Muskulatur, die dann das Bein leichter nach vorne und oben schwingen lässt. Becken, Oberkörper und Kopf sind in diesem Moment im Vergleich zu Ihrem hinten stehenden Fuß am weitesten voraus. Ihr Beckenboden und Ihre Bauchmuskeln können aktiviert werden. Ihr Bauch erscheint dadurch wesentlich vorteilhafter.

Ist hingegen keine vollständige Streckung des Hüftgelenkes möglich, kann Ihr Schwungbein nicht aus dem Becken heraus schwingen. Es muss mit mehr Mühe nach oben gehoben und nach vorn gestellt werden. Ihr Bauch ist größer, als er in Wirklichkeit ist, da die Bauchorgane durch die gekippte Beckenstellung nach vorn gezogen werden. Sie müssen durch den nur eingeschränkt möglichen Impuls der Beckenschaukel aus der Körpermitte Ihr Bein mithilfe von Oberschenkelmuskeln verstärkt anheben und nach vorn stellen. Das Gehen wird mühsam.

DIE ÖFFNUNG DES HÜFTGELENKES IM KNIESTAND

Die folgende Übung ist sehr effektiv, aber auch – wie alle sehr wirksamen Dehnübungen – mit Vorsicht zu genießen. Sie sollten bei der Ausführung keine Schmerzen im Knie verspüren und am Anfang behutsam die Dehnung steigern. Sollten Sie sich unwohl in der Übung fühlen oder Schmerzen in der Ausgangsstellung des Kniestands verspüren, können Sie die Streckfähigkeit Ihres Hüftgelenkes auch mithilfe der anschließenden Übung verbessern.

- Legen Sie sich, wenn Sie mögen, ein Kissen oder eine Decke unter das belastete Knie. Das andere Bein ist in einem großen Schritt nach vorne gestellt. → 1
- Richten Sie Ihr Becken in einer Einrollbewegung auf. Sie kennen diese Bewegung aus der Übung der Beckenschaukel. Sie können sich dazu vorstellen, den Reißverschluss Ihrer Hose hochzuziehen. Ihr Bauch gewinnt dadurch mehr Spannung. Ihr unterer Rücken verlängert sich. Die grafischen Pfeile zeigen die Einrollbewegung. → 2
- Halten Sie die Einrollbewegung und schieben Sie gleichzeitig mit dem aufgestellten Bein in einer Gleitbewegung nach vorne. Durch die Kombination der Gleitbewegung nach vorn und der gleichzeitigen Aufrichtung des Beckens wird die Leiste mit Ihrem Hüftgelenk gedehnt. Achten Sie besonders darauf, in keine Hohlkreuzstellung zu geraten. Der Oberkörper sollte nach vorn ausgerichtet sein. → 3

Spüren Sie den Zug über Ihrem Hüftgelenk oder an der Oberschenkelvorderseite? Sollte dies der Fall sein, halten Sie die Dehnung mindestens zwei Minuten. Sie können die Übungsintensität durch kleine Aus- und Einrollbewegungen in Kombination mit einer Ein- und Ausatmung immer wieder ein bisschen verändern. Durch die Vorwärtsbewegung des aufgestellten vorderen Beines entsteht ein starker Zug auf der Vorderseite des knienden Beines.

Bevor Sie mit dem anderen Bein die Übung ausführen, richten Sie sich kurz auf und integrieren Sie Ihr neues Körpergefühl ins Gehen. Durch die Einseitigkeit können Sie die bessere Dehnfähigkeit des geübten Beines beim Gehen sehr gut wahrnehmen. Konzentrieren Sie sich auf die Streckung des hinten stehenden Beines in Ihren Kniekehlen und in Ihren Leisten. Gehen Sie mit dem Bild im Kopf, den Boden unter den Füßen nach hinten zu schieben.

1

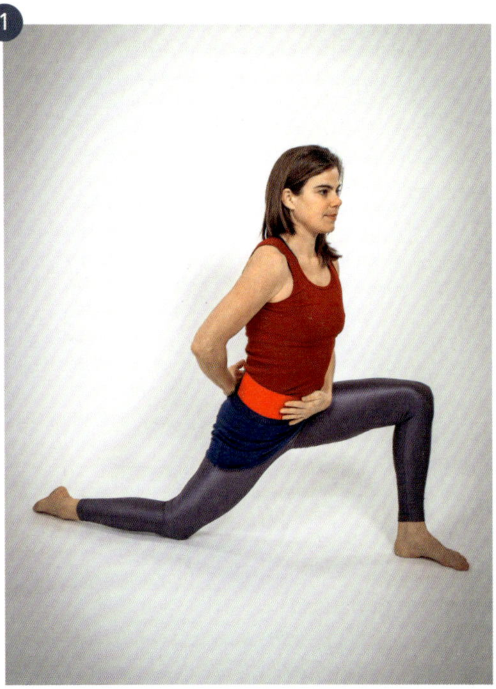

2

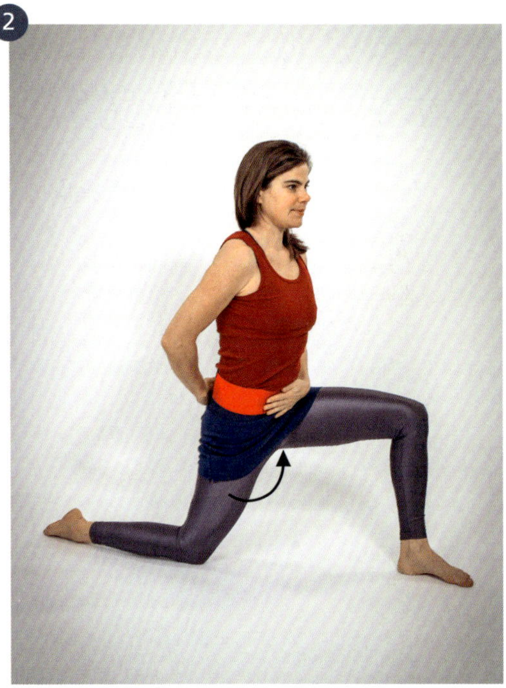

3

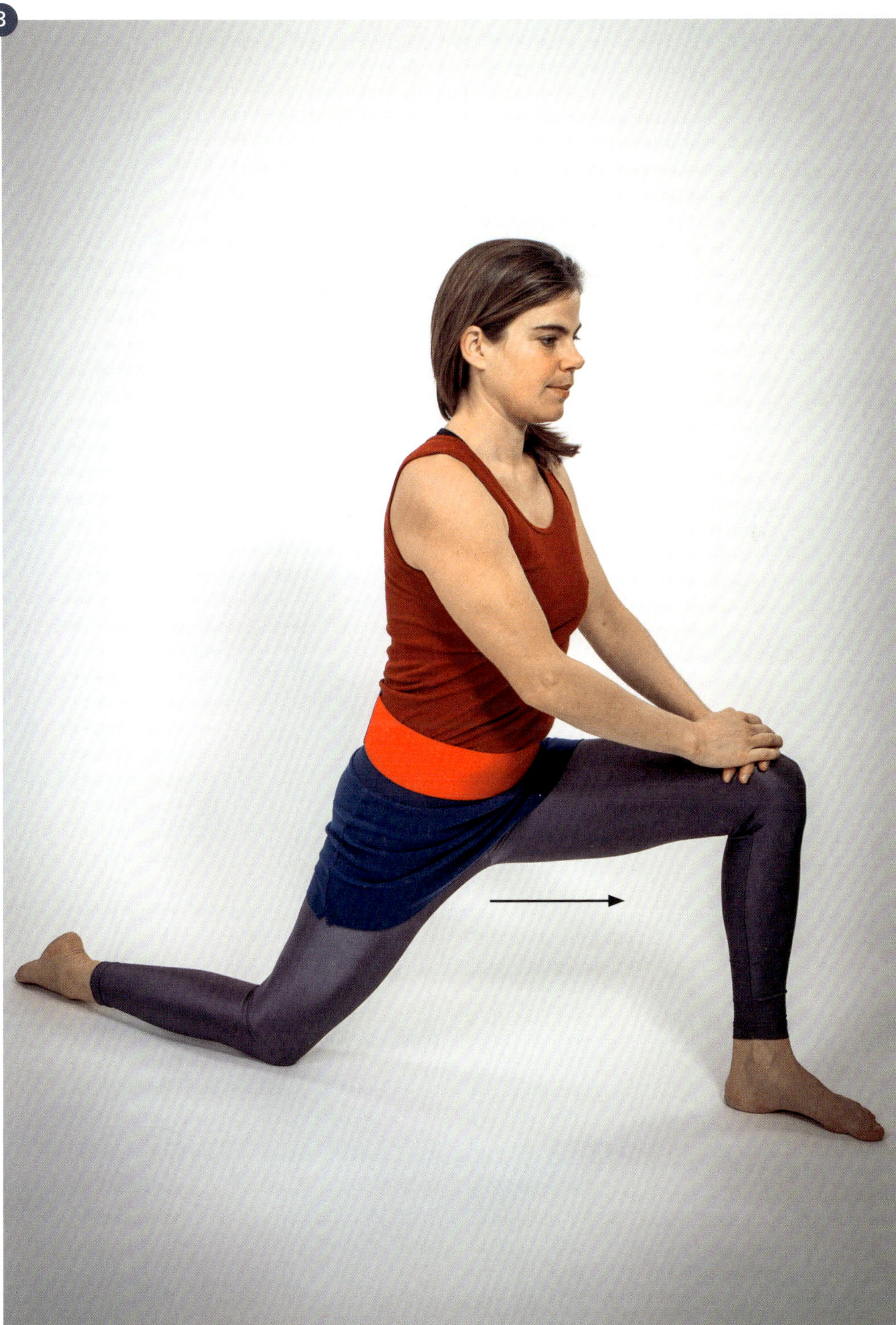

DIE ÖFFNUNG DES HÜFTGELENKES IN SCHRITTSTELLUNG

Stellen Sie ein Bein in einem großen Schritt nach hinten ab. Ihre Ferse sollte am Boden stehen können. Ihr vorderes Bein wird im Knie gebeugt, ohne dass Sie den Fersenkontakt des hinteren Fußes verlieren. Beide Füße und Knie zeigen wieder geradeaus. Vor allem beim hinteren Fuß ist es am Anfang nicht ganz leicht. Achten Sie auf eine hüftbreite Stellung Ihrer Füße und Knie. Ihr Bauchnabel befindet sich exakt in der Mitte zwischen beiden Beinen.

- Schieben Sie die Kniekehle des gestreckten Beines nach hinten und »verankern« Sie Ihre Ferse nach hinten außen. → 1
- Beugen und strecken Sie abwechselnd Ihr Knie. Es sollte bei der Dehnung ein Zug in der Wade und in der Kniekehle entstehen. → 2
- Versuchen Sie, trotz der für Sie am Anfang vielleicht schwierigen Position ruhig durchzuatmen und sich zu entspannen, Widerstand aufzulösen und nicht mit aller Kraft gegen ihn anzukämpfen. Auf dem zweiten Bild können Sie die gewünschte Bewegung den Pfeilen entnehmen.

1

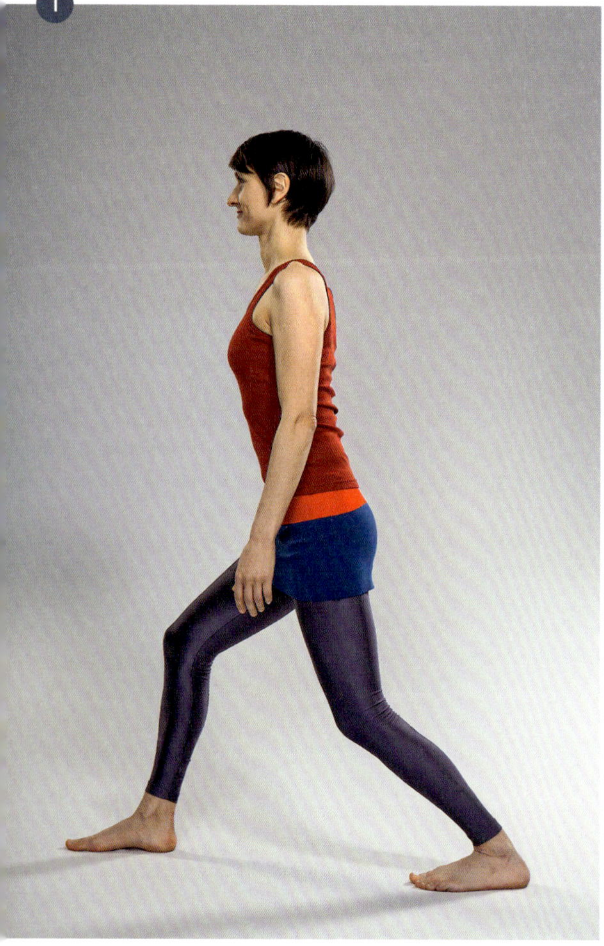

2

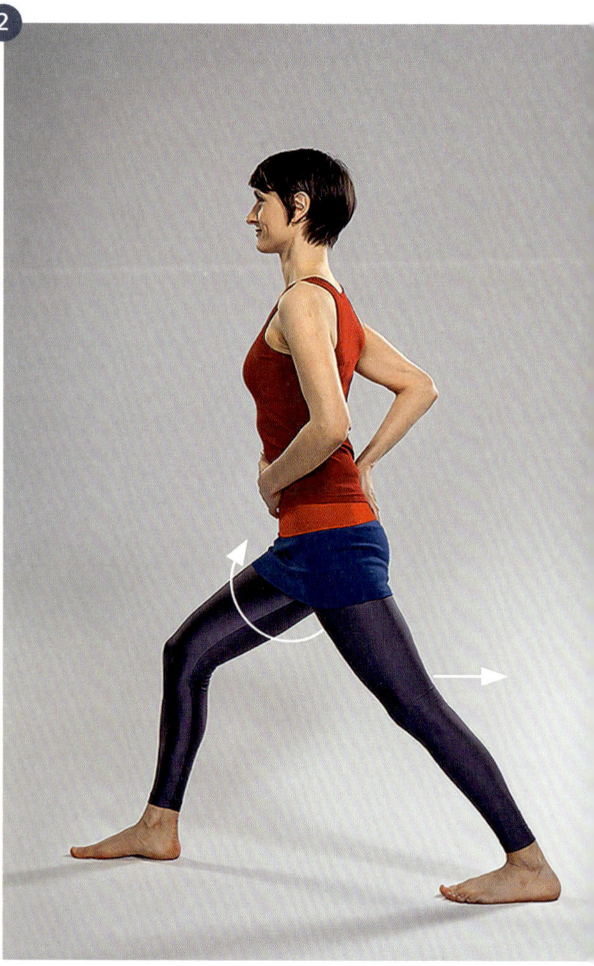

- Nach 30 Sekunden halten, gehen Sie für mindestens 120 Sekunden in sehr kleine schwingende fließende Bewegungen über. Ein wenig Zug, wieder entlasten, wieder neuer Zug. An den Umkehrpunkten weich und zart in die entgegengesetzte Richtung bewegen. Denken Sie an die Dehnungen einer Katze nach dem Schlafen.
- Bleiben Sie danach in der gedehnten Stellung der Waden und rollen Sie Ihr Becken wie bei der ersten Standübung nach vorne oben in Richtung Bauchnabel. Jetzt sollte eine Dehnung auf der Vorderseite der Leiste und des Oberschenkels entstehen, ohne dass Sie die Dehnung von Kniekehle, Waden und Achillessehne verlieren. Wieder können Sie kleine entlastende und in der Folge zugverstärkende Bewegungen ausführen. Das Becken ist aufgerichtet und gleichzeitig das hintere Bein gestreckt.

INTEGRATION IN DEN ALLTAG – DAS DEHNEN

Bevor Sie die Dehnung mit dem anderen Bein wiederholen, integrieren Sie die Übung in Ihr Gehen. Sie können jetzt die bessere Dehnfähigkeit des geübten Beines beim Gehen sehr gut wahrnehmen. Konzentrieren Sie sich auf die Streckung des hinten stehenden Beines in Ihren Kniekehlen und Ihren Leisten. Gehen Sie mit dem Bild im Kopf, den Boden unter den Füßen nach hinten zu schieben.

Nachdem Sie die Übungen nicht nur gelesen, sondern auch physisch absolviert haben, stellt sich die Frage nach Häufigkeit und zeitlicher Dauer des Übens. Meine Antwort darauf lautet immer: Wie häufig putzen Sie Ihre Zähne? Einmal die Woche? Oder sind Sie drei Wochen jeden Tag stundenlang zugange, um dann eine Pause von einem Monat zu machen? Nein, selbstverständlich haben Sie in frühem Alter gelernt, tagein, tagaus routiniert Ihrer Zahnpflege nachzugehen. Und Sie tun das, weil sich Ihr Mund danach besser anfühlt und der Besuch beim Zahnarzt immer ein erfreuliches Ereignis ist. Und genauso verhält es sich auch mit Ihrer Aufmerksamkeit auf die Bewegungen Ihrer Körpermitte beim Gehen. Am Anfang benötigen Sie etwas Willenskraft, damit sich Routine einstellt. Aber da Sie (hoffentlich) jeden Tag gehen, ist die Gelegenheit günstig, das Handy zur Seite zu legen, alle Taschen durch Rucksäcke zu ersetzen (Sie erinnern sich an die hängenden pendelnden Arme) und auch alle scheinbar so wichtigen Gedanken hintanzustellen und sich auf Ihren Bauch und seine Bewegung beim Gehen zu konzentrieren. Je öfter Sie dies tun, umso eher gehen Ihnen die Übungen in Fleisch und Blut über. Vielleicht bekommen Sie dann auch Lust, das vorgeschlagene einfache Übungsprogramm regelmäßig zu absolvieren oder zumindest einzelne von Ihnen als besonders wichtig erkannte Übungen.

Mit intelligentem Essverhalten zu einem attraktiven Bauch

Dieses Buch beschreibt in erster Linie die Bewegungen des Bauches, unserer Körpermitte, beim Gehen. Dennoch kann das Thema Ernährung für die Bauchgesundheit und für den Wunsch nach einem aktiven Bauch nicht wichtig genug eingeschätzt werden. Auch mit Ihrer Ernährung tragen Sie zu einer starken Mitte bei.

Die Lust am Genuss

Durch die Bewegung aus der Mitte wird Ihr Organ- und Gewebestoffwechsel gesteigert, und Sie bekommen dadurch vielleicht ein wenig mehr Lust auf Bewegung, ohne dass Sie diese unter dem ausschließlichen Aspekt der Leistung beurteilen.

Sie müssen nicht jeden Tag 10.000 Schritte tun! Diese immer wieder publizierte und mit mahnendem Zeigefinger hervorgebrachte Anweisung hat ihren Ursprung nicht etwa in der wissenschaftlich-medizinischen Forschung, sondern war in den 1960er-Jahren ein Slogan der japanischen Werbeindustrie für einen Schrittzähler. 10.000 Schritte können bei großem Übergewicht für die Gelenke, Ihre Füße und Beine oder Ihre Wirbelsäule extrem schädigend sein! Gehen Sie deshalb lieber davon aus, dass wir als Menschen versuchen sollten, uns intelligent zu verhalten. Für dieses Verhalten, und gerade auch für unser Bewegungs- und Essverhalten, spielen neben unseren Genen auch unsere Umwelt, der Kontakt zu Eltern, Freunden und Freundinnen, unsere sozialen, gesellschaftlichen und kulturellen Prägungen und Beziehungen eine genauso große Rolle wie unser Wille. Mit Appellen ist deshalb nicht viel oder nur kurzfristig etwas zu erreichen.

Fühlen Sie sich in Ihrem Leben immer wieder überfordert und angestrengt, können Sie den dadurch ausgelösten Gefühlen oft nur durch Kompensation, meist ein Übermaß, begegnen, da sich die Probleme nicht von allein lösen lassen. Sie haben dann ein großes Bedürfnis nach Süße in Ihrem Leben, oder Sie verwenden gerne Giftstoffe, um ungute Gefühle oder Schmerzen in den Griff zu bekommen. Auch strenge Diäten, aufwändige Ernährungskonzepte oder leistungsorientierter Sport oder Training sind längerfristig meist eine Kompensation und deshalb ungesund. Sie sorgen leider nur für kurzzeitige Ergebnisse und Erfolgserlebnisse.

Intelligentes Essverhalten kann nur durch ein längerfristiges Zusammenspiel unseres Körpers und seiner Umwelt entstehen. Deshalb bekommen Sie im nachfolgenden Kapitel einen kleinen Einblick in die hormonelle und vegetative Steuerung unseres Nervensystems der Bauchorgane und ein paar Tipps zum Essen.

WIE HORMONE UNSER ESSVERHALTEN BEEINFLUSSEN

Verdauungsprozesse werden mittels Hormonen (Botenstoffe) und durch das vegetative Nervensystem gesteuert und moduliert. Der Informationsaustausch in unserem Nervensystem ist für ein intelligentes Essverhalten zuständig. Um diese Aufgaben zu erfüllen, existieren Verbindungen zwischen dem Gehirn und unserem Verdauungssystem, Informationen fließen in beide Richtungen. Sie sind bei der lokalen Steuerung der Durchblutung und bei der Regulation der Bewegungen unseres gesamten Verdauungstraktes wichtig. Gleichzeitig spielen hormonelle Ausschüttungen im Nervensystem des Gehirns und in unseren vielfältigen Verdauungsdrüsen, vor allem der Leber und der Bauchspeicheldrüse, eine wichtige Rolle. Diese hormonellen Ausschüttungen kontrollieren unser Essverhalten. Wir reagieren dabei hormonell unterschiedlich auf Lebensmittel! Wenn wir

Eiweiß (Proteine) wie Fleisch, Fisch, Ei oder auch pflanzliche Proteine wie Soja oder andere Bohnenarten, Erbsen oder Linsen zu uns nehmen, fördert das die Freisetzung von Glukagon. Glukagon ist ein Hormon, das dem Körper signalisiert, Körperfett zu verbrennen und dadurch den Insulinspiegel zu steuern. Es setzt dafür den in der Leber gespeicherten Zucker frei. Wir fühlen uns früher satt.

Ein hoher Insulinspiegel, der entsteht, wenn wir Kohlenhydrate wie Süßigkeiten, Reis, Nudeln, oder Kartoffeln essen, hemmt den Abbau von Fett, da der Insulinspiegel steigt. Die Fettverbrennung wird gestoppt. Süßungsmittel beeinflussen den Insulinspiegel ebenfalls negativ, eben wie echter Zucker. Bei Fruchtzucker (Fruktose), wie es in Obst vorhanden ist, wird von unserer Bauchspeicheldrüse auch Insulin produziert. Bei reichlichem Obstgenuss haben wir aber trotzdem immer noch Hunger, obwohl wir unserem Körper schon viele Kalorien zugeführt haben.

DIE WERTSCHÄTZUNG UNSERER LEBENSMITTEL

Die Verarbeitung von Nahrungsmitteln in unserem Körper und unser Hungergefühl hängen folglich davon ab, wie unsere Verdauungsdrüsen mit ihren hormonellen Ausschüttungen auf das Nahrungsmittel reagieren und den Insulinspiegel beeinflussen, wie lange unser Magen gefüllt bleibt und in welchem Maße wir uns im Anschluss an die Nahrungsaufnahme bewegen. Dabei spielt nicht allein die Quantität, sondern auch die Qualität der Bewegungen der Körpermitte und unseres Bauches eine Rolle. Achten Sie also darauf, dass die Lebensmittel möglichst wenig Zucker und Kohlenhydrate enthalten, sodass der Insulinspiegel möglichst konstant bleibt und die Fettverbrennung nicht gestoppt wird.

Essen Sie langsam und kauen Sie, bis in Ihrem Mund ein Brei entstanden ist, bevor Sie schlucken. Dann sind Sie früher satt, da die unterschiedlichen Zucker bereits über unsere Mundschleimhäute aufgenommen werden. Schlucken Sie, ohne das Essen mittels Getränken nach unten zu spülen. Damit würden Sie Ihre Magensäure verdünnen. Essen Sie nicht kurz vor dem Schlafen, sondern mindestens zwei Stunden davor. Gehen Sie nach dem Essen wie in diesem Buch beschrieben 20 Minuten entspannt spazieren und versuchen Sie sich an der Kunst des Gehens, der Suche nach Schwingung, Leichtigkeit und Rhythmus. Das sind Dinge, die auch Ihr Verdauungssystem benötigt. Sollten Sie im Stechschritt unterwegs sein, bekommen Sie wieder Hunger!

Besonders wichtig: Fettreduzierte Produkte zu essen ist sinnlos, da Ihre Leber bei zu wenig Fettzufuhr aus Kohlenhydraten Fette produziert. Außerdem wird der Insulinspiegel gerade durch Fett kaum beeinflusst. Sie fühlen sich aber bei dem Verzehr von »guten« Fetten länger satt und zufrieden, Heißhungerattacken werden seltener. Und zu guter Letzt: Verzichten oder nehmen Sie nur in Maßen die gesellschaftlich anerkannte Droge Nummer eins zu sich: Alkohol. Er führt zwar im ersten Moment zu Rhythmus und Schwingung. Sie verlieren aber längerfristig die Balance, und er stoppt vor allem die Fettverbrennung in Ihrem Körper, da die Leber mit dem Abbau der Giftstoffe beschäftigt ist und dadurch nicht ihrer eigentlichen Aufgabe nachkommen kann.

Unnötig!

Fettreduzierte Produkte und auch Produkte mit Zuckeraustauschstoffen wie z. B. Sorbit können Sie sich sparen – Sie wissen ja nun, dass der Körper genau entgegengesetzt zu der gewünschten Wirkung reagiert.

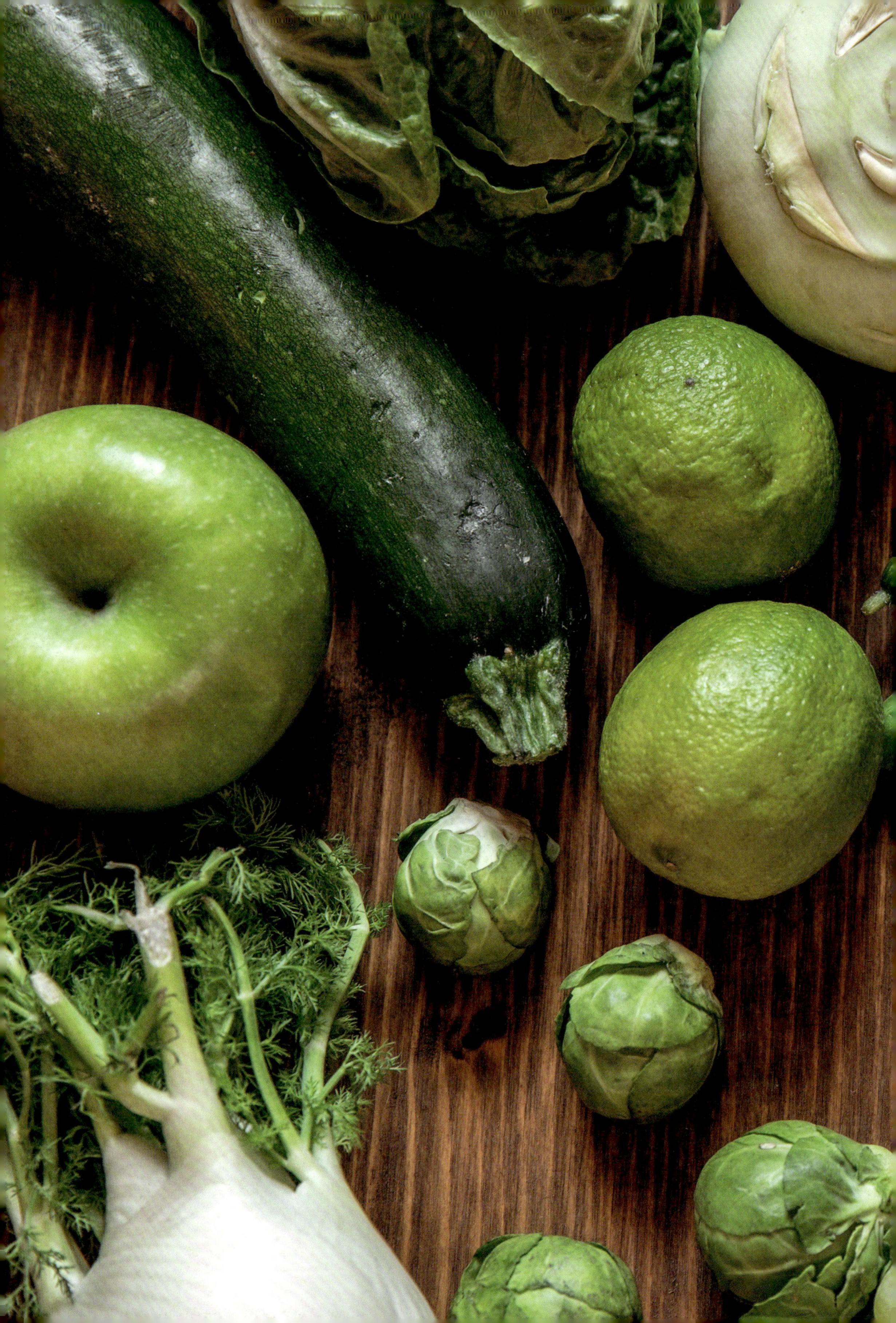

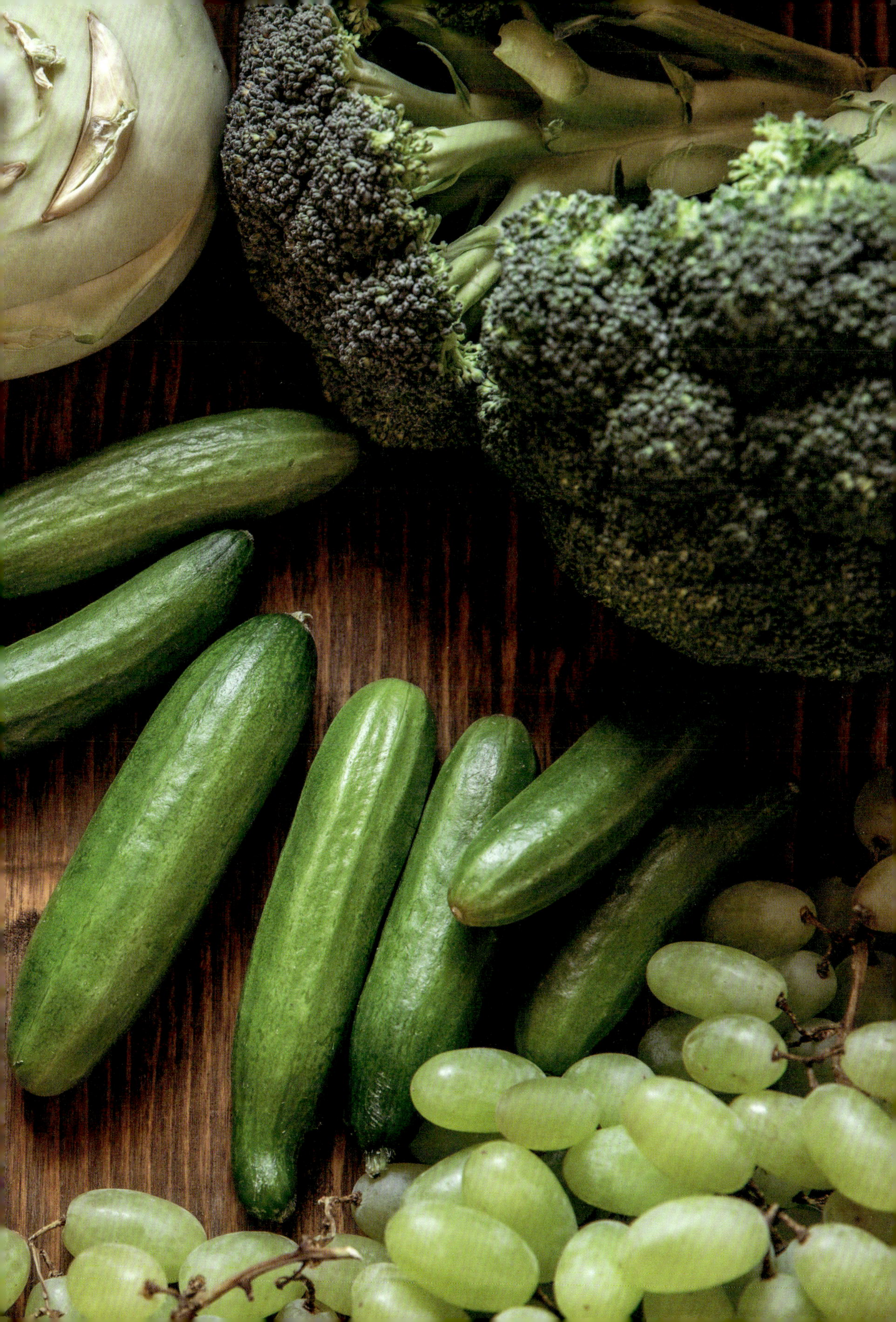

INTERVIEW: **FRAGEN AN MARTIN AUERSWALD**

Über das intelligente Essverhalten wollte ich noch ein wenig mehr erfahren, und so habe ich Martin Auerswald gefragt, was das eigentlich ist und wie man dieses Essverhalten ganz praktisch erlernen und im Alltag leben kann. Er ist studierter Biochemiker und Ernährungsberater. Unter anderem berät er Unternehmen im Naturheilkundesektor, veranstaltet Gesundheitskongresse und klärt auf seiner beliebten Gesundheitsplattform www.schnelleinfachgesund.de über gesunde Ernährung und Lebensführung auf. Parallel dazu ist es ihm ein Anliegen, die neuesten Forschungsergebnisse zu den Themen Nähr- und Vitalstoffe, gesunde Ernährung, Darmgesundheit, Hormone, Immunsystem oder Stressreduktion für jeden verständlich zu erklären. Bei herbig hat er bereits zu den Themen Mitochondrien, Gesund mit Natron, Gesund mit Hafer und Gesund mit fermentiertem Gemüse veröffentlicht.

Thomas Rogall: Was genau ist intelligentes Essverhalten?

Als »intelligentes Essverhalten« wird bezeichnet, sich gesund, intuitiv und auf die Bedürfnisse des eigenen Körpers abgestimmt zu ernähren. Ohne konkreten Ernährungsplan, sondern nach einem groben Muster, also mit viel Spielraum.

Viele Menschen möchten gerne gesund leben und sich gesund ernähren, aber ohne einen festen Ernährungsplan und zu vielen Regeln. Das intelligente Essverhalten zielt darauf ab, entspannt die richtigen Entscheidungen zu treffen und dem Körper das zu geben, was er braucht, um die Gesundheit zu erfahren, die wir alle von Natur aus verdienen.

Wie kann ich ein intelligentes Essverhalten entwickeln?

Die meisten Menschen bürden sich entweder zu strenge Regeln und Ernährungspläne auf oder lassen komplett los. Beides sind Extreme. Beim intelligenten Essverhalten soll das nötige Grundwissen um gesunde Ernährung vorhanden sein, jedoch auch das Wissen um die jeweiligen Bedürfnisse und Vorlieben. Sportler etwa ernähren sich anders als Bürohengste, und wer eine Allergie gegenüber Eiern und Milchprodukten hat, ernährt sich selbstverständlich anders als jemand, der diese Produkte gut verträgt. Die Prinzipien rund um gesunde Ernährung und die eigenen Bedürfnisse kennenzulernen und zu verstehen – und sich dann davon frei machen und intuitiv handeln. Das ist das Ziel.

Wie kommt man dort hin?

Ein Grundlagen-Buch über gesunde Ernährung (z. B. mein eigenes Buch *Zell-Reset,* 2023 erschienen bei herbig) oder das Buch *Der Ernährungskompass* von Bas Kast, erschienen 2022 im Penguin Verlag oder ein Grundkurs ist ein guter Start. Zu wissen, welche Lebensmittel gesund sind und uns guttun, kann niemals schaden. Oftmals sind Teilnehmende überrascht, dass bestimmte Lebensmittel gesünder oder weniger gesund sind, als wir es kennengelernt haben. Eier und Leber etwa sind Nährstoffbomben, Vollkorngetreide hingegen überraschend nährstoffarm.

Die Ernährung gesünder gestalten und Lebensmittel, die künstlich verarbeitet wurden und aus einer Fabrik

stammen, sollten stark reduziert, besser mindestens 30 Tage gemieden werden. Indem künstliches Essen gemieden wird, bekommt der Körper die Möglichkeit, seine natürlichen Bedürfnisse und Gelüste wiederzuentdecken. Soll heißen: Wer keine Tiefkühl-Pizza isst, den gelüstet es in der Regel nach einer bestimmten Zeit nicht mehr danach. Gleiches gilt für Chips, Fruchtgummis & Co.
Bewusstsein ist auch wichtig, um zu verstehen, was mein Körper braucht. Was macht meinen Körper und meinen Alltag aus? Diese Punkte entscheiden mit, wie das intelligente Essverhalten aussehen kann:

- Wie viel Stress habe ich im Alltag?
- Wie oft treibe ich Sport?
- Habe ich Vorerkrankungen?
- Welche als gesund bekannten Lebensmittel schmecken mir so gar nicht?
- Habe ich Übergewicht?
- Bin ich eher muskulös oder eher nicht?
- Wie reagiere ich auf deftige Gerichte (viel Fett), wie auf Kohlenhydrat-Bomben?
- Wonach gelüstet es mich, wenn ich gestresst oder müde bin?
- Nehme ich Medikamente ein?

Dieses Bewusstsein macht erfahrungsgemäß bereits einen großen Unterschied.
Auch gesunde Essgewohnheiten helfen, den Körper in einen natürlichen Rhythmus zu bringen:

- Nicht aus Gewohnheit essen oder weil es »Zeit zum Essen« ist, sondern darauf warten, dass der Körper wirklich Hunger hat.
- Abstand zwischen Mahlzeiten lassen von mindestens vier Stunden.

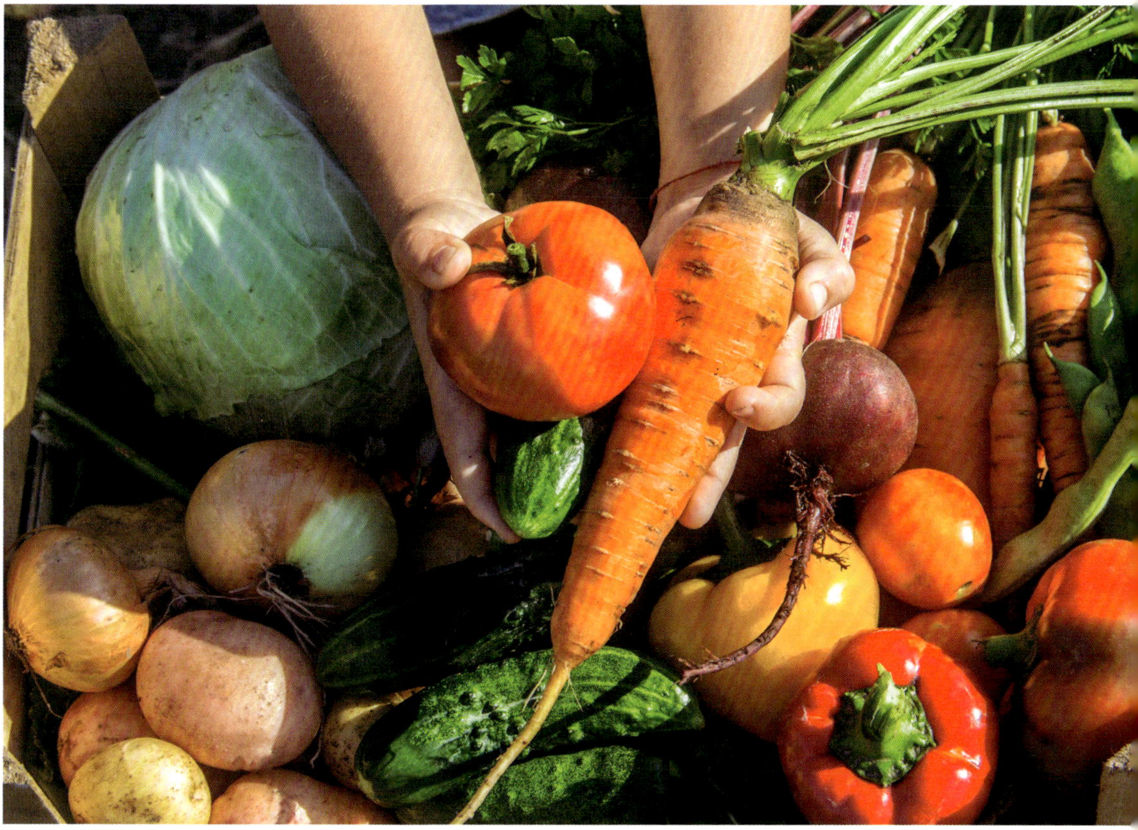

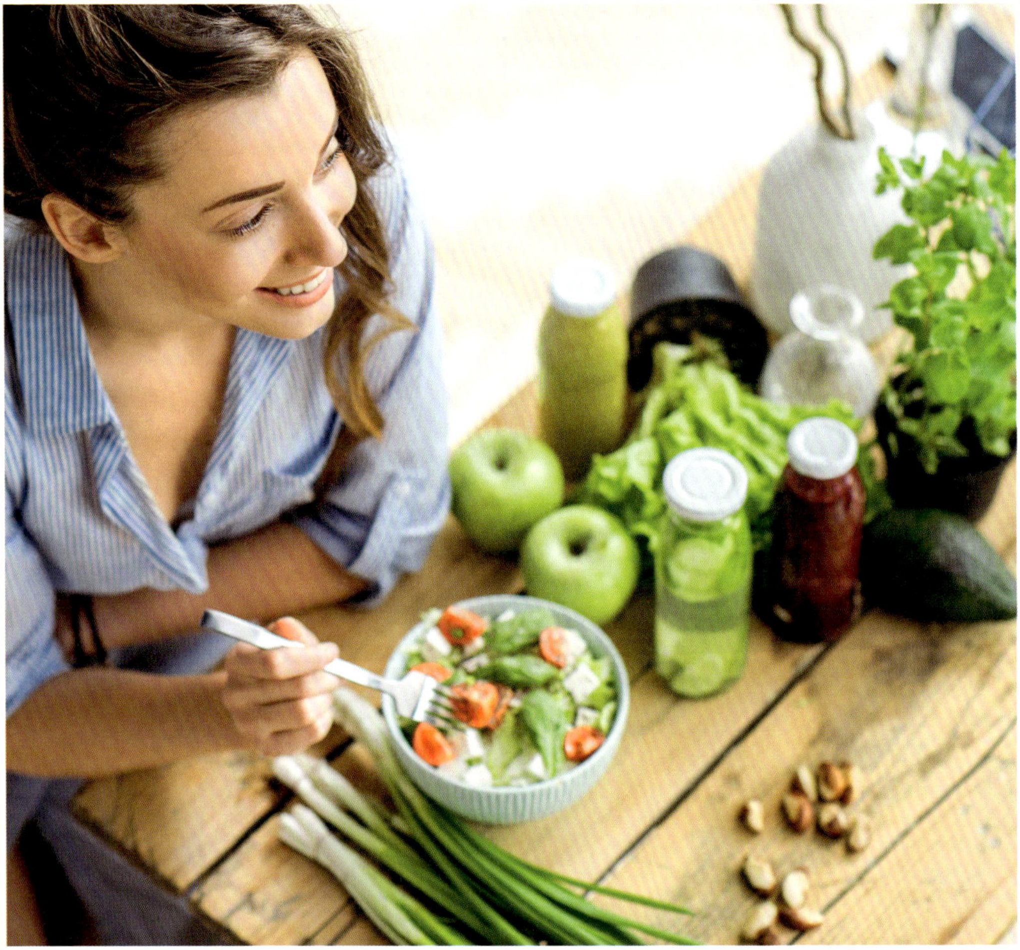

- Keine gezuckerten Getränke zum Essen, damit das Sättigungsgefühl eintreten kann.
- Bewusst und achtsam essen und ohne Ablenkung (kein Handy, Fernseher, Arbeit). Nicht beim Essen streiten, sondern mit positiven Emotionen aufladen.
- Dankbarkeit gegenüber dem Essen spüren.
- Vor und/oder nach dem Essen ein klein wenig bewegen, um Durchblutung, Stoffwechsel und Verdauung anzuregen.

Was soll ich essen, worauf lieber verzichten? Was ist denn eine »artgerechte« Ernährung für uns Menschen?

Eine gesunde Ernährung ist reich an Nähr- und Vitalstoffen, Wasser, Ballaststoffen und Antioxidantien und arm an Gift- oder Zusatzstoffen. Insofern lohnt es sich, gesunden Lebensmitteln möglichst viel Raum im Alltag zu geben und »Fabrikessen« zu reduzieren.
Die für den Menschen gesündeste Ernährungsform ist eine artgerechte: Wir orientieren uns dabei entweder

an unseren Vorfahren vor der Industrialisierung oder an heute noch lebenden Naturvölkern. Wir Menschen haben uns über Jahrmillionen entwickelt und gleich ernährt. Mit Beginn des Ackerbaus und später mit der Industrialisierung haben sich unsere Ernährungsgewohnheiten in kurzer Zeit stark verändert und sind nicht mehr artgerecht.

Alles, was gejagt und gesammelt werden kann, ist in der Regel gesund und gut für uns. Das sind besonders:

- Frisches, saisonales Obst, Gemüse, Beeren, Pilze
- Gewürze, Kräuter, Wildkräuter
- Eier, Fleisch und Innereien von Tieren aus artgerechter Haltung oder Wild
- Fisch und Meeresfrüchte aus nachhaltigem Fang und aus dem Polarmeer (wenig Umweltbelastung)
- Glutenfreies Getreide und Hülsenfrüchte (möglichst gekeimt und fermentiert)
- Fermentierte Milchprodukte (z.B. Joghurt, Hartkäse) aus Weidemilch
- Kaffee und Tee

Wenn der Körper Lebensmittel bekommt, die er seit Jahrmillionen kennt und die nährstoffreich sind, ist es leichter, ein natürliches und intelligentes Essverhalten zu entwickeln. Man bekommt automatisch »Lust auf Gesundes«. Parallel dazu kommt auch mehr Gesundheit ins Leben und man bekommt auch daher Lust, mehr für die Gesundheit zu tun – ein positiver Kreislauf beginnt.

Reduziert werden sollten:

- Zucker
- Alkohol
- Essen, das aus einer Fabrik kommt
- Alles aus Massentierhaltung (Produkte aus kranken Tieren macht auch uns krank)
- Glutenhaltiges Getreide
- H-Milch und nicht fermentierte Milchprodukte wie Quark, Frischkäse

Stimmt es, dass Bewegung vor dem Essen besonders effektiv ist?
Ja, denn dann sind die Zellen »hungrig« nach Nahrung und Energie und es wird weniger Insulin benötigt, um Zucker in die Zellen zu bekommen. Der Blutzucker und der Insulinspiegel bleiben niedrig. Außerdem wird die Energie im Körper besser verteilt, und es landet weniger auf den Hüften.

Sie selbst treten für eine ketogene Ernährungsweise ein. Was genau ist das und was sind die Vorteile?
Die ketogene Ernährung imitiert das Fasten, ohne jedoch nicht nichts zu essen. Sie wurde für Kinder mit Epilepsie entwickelt, die sehr vom Fasten profitieren, jedoch nicht dauerhaften fasten können. Durch eine starke Reduktion der Kohlenhydrate, moderat Protein und viel gesunde Fette wird der Stoffwechsel-Zustand der Ketose erreicht.
Sie ist nicht für jeden etwas, aber bei neurologischen Erkrankungen, Diabetes Typ 1 oder Typ 2, starkem Übergewicht oder Multipler Sklerose sind die Erfahrungen sehr gut. Auch wer mehr Fokus und Leistung im Alltag und beim Sport zeigen möchte, profitiert von der ketogenen Ernährung. Sie sollte von einem geschulten Therapeuten begleitet und nur längerfristig (länger als 8 Wochen) aufrechterhalten werden, wenn es medizinisch notwendig ist.

Herr Auerswald, vielen Dank für das Interview.

EXKURS:
EIN KLEINER EXKURS ZU MEINEM PERSÖNLICHEN ESSVERHALTEN

Ich möchte Ihnen am Ende dieses Buches von der Veränderung meines Essverhaltens im Laufe meines Lebens berichten. Dies erscheint mir deutlich passender, als Ihnen gute Ratschläge und Tipps zu geben. Daran habe ich ja in diesem Buch nicht gespart. Ich hoffe auch, Sie meist vor dem erhobenen Zeigefinger verschont und Ihnen liebevoll die Bewegungen Ihre Körpermitte und Ihres Bauches nähergebracht zu haben.

Da wir alle durch unseren kulturellen und besonders familiären Hintergrund geprägt sind, ist es nicht einfach, tradierte Lebensweisen langfristig zu verändern. Es fällt uns schwer, Gewohntes sein zu lassen oder uns anders zu verhalten und eine neue Routine zu entwickeln. Und doch ist es möglich. Vielleicht kann meine Geschichte ein Beispiel sein und Sie zum Nachdenken über naheliegende und doch manchmal vergessene Zusammenhänge in Ihrem Leben anregen.

Ich wurde 1961 im bayrischen Oberland geboren und erinnere mich sehr genau an den damaligen Spruch »Zucker ist gesund«. So habe ich schon in meiner Kindheit immer gerne fünf Teelöffel Zucker in meinen Pfefferminztee geschaufelt und genüsslich den Zuckertee gelöffelt. Das war ein guter Seelentröster, da es Schokolade nur bei meinen Urgroßeltern gab. Dort allerdings reichlich. Alle waren zufrieden, wenn das Kind nur keinen Ärger machte und ein bisschen was auf die Rippen bekam. So lernte mein Nervensystem schon früh, dass Süßes zumindest kurzfristig Kummer und Sorgen vertreiben kann und alle anderen in meinem sozialen Umfeld mit mir zufrieden waren.

In meiner Pubertät sollte meine Selbständigkeit gefördert werden, und ich bekam jeden Monat einen festen Betrag, um mir mein Frühstück, mein Mittagessen und oft auch mein Abendessen selbst zu gestalten. Mein Essen bestand deshalb zum Frühstück aus einer Tafel Schokolade, einem Pudding und einem halben Liter süßem Aprikosen- oder Pfirsichsaft. In der Pause gab es dann eine damals wirklich süße Apfeltasche, mittags vielleicht einen Toast, dazu aber mindestens einen Liter Spezi. Nach dem Fußballspielen am Nachmittag dann noch einmal zwei Liter Spezi und sehr oft Nudeln mit Ketchup. Das Ergebnis waren schlechte Zähne. Und Sie können sich sicher vorstellen, wie es um meine Verdauung bestellt war. Ich hatte nach dem Verspeisen einer ganzen Käsetorte zu Mittag immer wieder Krämpfe. Nur durch das viele Rennen beim Fußballspielen am Nachmittag, durch ununterbrochenes Fahrradfahren und in späteren Jahren dem Tanzen in Discotheken war diese Tortur für mein Verdauungssystem zu überleben.

Dann lernte ich durch viele neue soziale Kontakte als junger Erwachsener in Wohngemeinschaften und besonders von meinen Freundinnen, dass Salat und Gemüse mit der richtigen Zubereitung ganz ordentlich schmecken, dass es viel mehr zu entdecken gibt als Brezn, Schweinshaxe mit Knödeln oder Wienerschnitzel. Das interessierte mich. Ich wollte meinen Freundinnen imponieren, und so lernte ich immer mehr Gerichte zuzubereiten. Mein Glück! Aber der Verzehr von Schokolade blieb. Bei jedem Einkauf wurden mindestens drei Tafeln gekauft.

Ein folgenreicher Entschluss

Ab Mitte der achtziger und in den neunziger Jahren lernte ich durch meinen Beruf die Anatomie des Körpers immer besser kennen und schätzen. Ich beschäftigte mich durch eine Ausbildung in Shiatsu (japanische Massageart) mit traditioneller chinesischer Medizin. Um eine ausgewogene Kost zu finden, werden dabei alle Nahrungsmittel und der jeweilige Mensch ganzheitlich betrachtet. Sehr interessant! Mit der Schokolade ging es aber weiter.

Nach der Geburt meiner Tochter kam ich in den Nullerjahren in eine große psychische Krise. Vieles aus meiner Kindheit war im wahrsten Sinne des Wortes nicht gut verdaut und tauchte in ihrem Angesicht meist unbewusst wieder auf. Ich kam zwar immer vorwärts, das ausdauernde Bewegen hatte ich ja sehr gut gelernt, und mein Wissen über den Körper ermöglichte mir eine gute Körperkoordination, aber nach dem tagelangen Verzehr eines kindsgroßen Nikolaus aus Schokolade konnte ich für zwei Jahre nur noch bedingt Nahrung in mir halten. Bei einer Darmspiegelung wurden Divertikel (Aussackungen im Dickdarm) und Entzündungen gefunden, und das Ganze gipfelte in dem sensiblen Ausspruch, wie er manchmal Ärzten eigen ist: »Das schaut ja aus wie bei einem 70-Jährigen.« Ich war gerade um die Vierzig. Also gar nicht so schlecht bei meiner Vorgeschichte. Nachdem mit 46 Jahren noch ein Bandscheibenvorfall im Lendenwirbelbereich dazukam, war es so weit. Ich fasste einen Entschluss: Nie mehr Schokolade kaufen! Essen beginnt mit dem Einkaufen. Wir nehmen uns in unserer Familie deshalb Zeit für die Auswahl unserer Produkte und erfreuen uns an der großen Vielfalt, die uns in München geboten wird. Wir planen das Essen für die ganze Woche. Der größte Einkauf findet auf einem regionalen Bauernmarkt meist am Samstag statt. Wir benötigen dazu unseren ganzen Vormittag, und am Nachmittag wird oft gekocht, auch schon für die kommende Woche, da Kochen unter Zeitdruck keinen Spaß macht.

Neue Routinen entwickeln

Ich bin für diesen Einkaufstag mit einem Rucksack ausgestattet, kann so das Gehen üben und auch beim Warten in der Schlange auf die Stellung meines Beckens achten. Ich habe Zeit, Menschen zu begegnen, mit ihnen zu sprechen und meine Gedanken zu beobachten und zu verdauen: Denke ich Freundliches, bin ich fröhlich, kann ich mich an der guten Luft, der Sonne oder dem Regen und der Farbe der Blätter erfreuen, mich entspannen und meinen Atem genießen? Kann ich mich auf die Suche nach Leichtigkeit, Rhythmus und Schwingung in all meinen Körpergeweben begeben? Bin ich in mir zu Hause und sitze zufrieden in meiner Körpermitte?
Zum Frühstück gibt es oft einen ayurvedischen Haferbrei, oder meine Frau hat schon abends eine Misosuppe für das Frühstück vorbereitet. Mittags mache ich oft Brotzeit, da ich nach der vielen Bewegung Kohlehydrate vertragen kann, und es gibt Salat. Früchte kann ich schlecht verdauen, ich bekomme Blähungen, deshalb ist ein Apfel oder anderes Obst nicht mein Freund. Abends versuchen wir, nicht zu spät zu essen, deshalb kocht derjenige, der früher zu Hause ist. Ich esse jeden Bissen langsam und genussvoll, da ich meine Frau liebe und es schön ist, gemeinsam Zeit zu haben. Meist habe ich auch einiges vom Tag zu berichten, und meine Frau ist so freundlich, mir zuzuhören. Ich trinke beim Essen nicht, damit die Magensäure nicht verdünnt wird. Wir legen unsere Handys außer Reichweite, gehen nicht ans Telefon und schauen auch kein Fernsehen beim Essen. Ich esse außerdem mittlerweile den ganzen Tag keine Schokolade oder nur ein wenig ab und zu, aber nur gesunde, falls ich sie geschenkt bekomme.

Fazit oder was dabei herausgekommen ist

Ich bin inzwischen 63 Jahre alt. Ich stelle mir den Wecker früh, um vor der Arbeit Zeit für mich zu haben. Jeden Morgen massiere ich meinen Bauch. Ich habe anschließend einen guten Stuhlgang – nicht zu fest und nicht zu weich. Ist dies nicht der Fall, überlege ich, was ich am Vortag gegessen habe und ob mir meine Speisenzusammenstellung gutgetan hat oder ob etwas mit meinem Gefühlsleben nicht stimmt. Um Bewegung muss ich mich in meinen Beruf nicht sorgen – ein Glück. Ich kann den ganzen Tag immer wieder mit meinen Patienten üben und ich lehre dabei das Gehen. Also gehe ich und versuche, meinen Gefühlen zu lauschen und dieses Lauschen auch meinen Patienten zu vermitteln. Ich habe seit zehn Jahren keine Karies, und mein Zahnarzt lobt mich ob meines Zahnfleisches in meinem Alter. Ich versuche die meiste Zeit, mich und meinen Körper zu lieben, und ich werde mittlerweile von Herzen geliebt. Happy End? Jeden Tag aufs Neue …

Anhang

Literaturempfehlungen

Eckert, A. (2008). **Das heilende Tao. Die Lehre der fünf Elemente.** Verlag Müller & Steinicke, München.

Larsen, Ch. (2007). **Spiraldynamik. Die zwölf Grade der Freiheit.** Spiraldynamik. Via Nova.

Lauper, R. (2009). **Von Kopf bis Fuß in Bewegung.** Atlantis Verlag, Zürich.

Myers, T. W. (2010). **Anatomie Trains. Myofasziale Leitbahnen.** Urban & Fischer in Elsevier Verlag, München.

Olson, T. R. (1999). **A.D.A.M. Anatomie-Atlas.** Urban & Fischer in Elsevier Verlag, München.

Randoll, U. G. (2012). **Das Matrix-Konzept. Ein Therapiekonzept des 21. Jahrhunderts.** Verlag Systemische Medizin AG, München.

Rogall, T. (2023). **Erste Hilfe für die Füße.** herbig Verlag, Stuttgart.

Rogall, T. (2023). **Hallux valgus: Die besten Übungen zur Selbsthilfe.** herbig Verlag, Stuttgart.

Rogall, T. (2020). **Gesunde Knie ein Leben lang.** Kosmos Verlag, Stuttgart.

Simmel, L. (2009). **Tanzmedizin.** Henschel Verlag, Leipzig.

Van den Berg, F. (2005). **Angewandte Physiologie 2: Organsysteme verstehen und beeinflussen.** Thieme Verlag, Stuttgart.

Danksagung

Ich danke Nicole Janke vom herbig Verlag und meiner Lektorin Ulrike Burgi für die herzliche und respektvolle Zusammenarbeit. Vielen Dank an alle Fotografen und Grafiker und besonders den Fotomodellen Catherine Ross, Dana Hermer für ihr Engagement bei den Fotoaufnahmen. Einen besonderen Dank möchte ich auch an meine Illustratorin Sophie Ullherr für ihre wunderbaren anatomischen Zeichnungen richten. Mein Dank gilt Yolande Deswarte und Dr. Christian Larsen, den Begründern der Spiraldynamik®, und besonders den Lehrern der Spiraldynamik® Christian Heel und Maja Christen, die mich die biomechanischen Zusammenhänge des Körpers lehrten und mir die Möglichkeit gaben, die Spiraldynamik®-Fuß-Schule München zu gründen.

Ich danke der leider bereits verstorbenen Ruth Hanewald, Yogalehrerin und psychosomatische Gesundheitspädagogin, die mich durch 28 Jahre Yogaunterricht und viele gemeinsam veranstaltete Seminare darin unterstützte, mein theoretisches Wissen in die Praxis umzusetzen. Einen herzlichen Dank an Regula Marquardt für das praktische Verständnis des Bewegungsflusses in meinem Körper, vor allem beim Gehen. Und ich denke in Dankbarkeit an meinen ebenfalls verstorbenen Lehrmeister Herrn Gandlgruber.

Bildnachweis

Mit 14 Bildern von Adobe Stock: S. 4/5 (©Christian Müller), 21 (©Racle Fotodesign), 22 (©Rawpixel.com), 40 (©Михаил Решетников), 44 (©haitaucher39), 52/53 (©MAK), 57 (©ATRPhoto), 66 (©weyo), 77 (©Dragana Gordic), 78 (©LuckyAlex), 85 (©mapo), 112/113 (©Kerstin), 115 (©Daniel Vincek).
Mit 2 Bildern von shutterstock: S. 16 (©altafulla), 116 (©RossHelen).
Mit 3 Illustrationen von Theiss Heidolph, Dachau, maisblau.de: S. 14, 73 und 76.
Mit 13 Illustrationen von Sophie-Anna Ullherr: S. 39, 42, 45, 51, 55, 56, 58, 60, 62, 65.
Alle übrigen: Katrin Winkler, Ralf Blechschmidt, Anna-Magdalena Schnauss (©Thomas Rogall)
Fotomodelle: Catherine Ross, Dana Hermer

Impressum

Umschlaggestaltung von Gramisci Editorial Design, München/Sandra Gramisci, unter Verwendung eines Fotos von Shutterstock/Dima Zaharia

FSC www.fsc.org MIX Papier | Fördert gute Waldnutzung FSC® C110508

Gedruckt auf chlorfrei gebleichtem Papier

ISBN 978-3-96859-039-4
Projektleitung: Nicole Janke
Redaktion und Lektorat: Ulrike Burgi, Köln, www.lektorat-burgi.de
Gestaltungskonzept: Janette Schroeder, wortundart.de, Berlin
Gestaltung und Satz: Katrin Kleinschrot, Stuttgart
Produktion: Vanessa Frömmig
Druck und Bindung: Westermann Druck Zwickau GmbH, Zwickau
Printed in Germany / Imprimé en Allemagne